JN085872

ナイチンゲール生誕200年記念出版

ナイチンゲールと医師たち〔新装復刻版〕

NIGHTINGALE

Florence Nightingale and The Doctors

ザカリイ・コープ〔著〕
Zachary Cope
小池明子 田村 真〔訳〕
Haruko Koike, Makoto Tamura

日本看護協会出版会

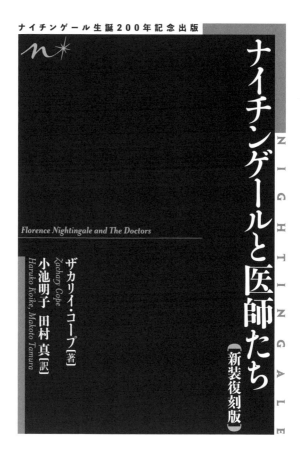

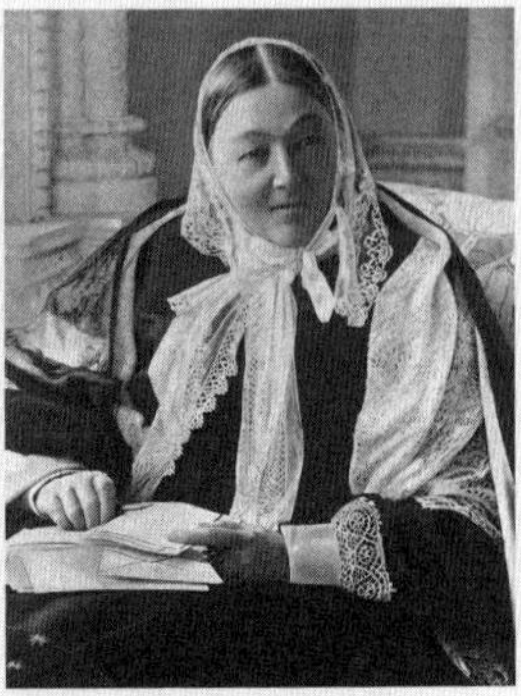

Florence Nightingale
May 12, 1820-August 13, 1910

ナイチンゲール生誕二〇〇年記念出版

フローレンス・ナイチンゲールは一八二〇年五月十二日、イタリアのフィレンツェで生まれました。二〇二〇年五月十二日は記念すべき二〇〇歳の誕生日です。これを祝福し、二〇二〇年一年間にわたって、ナイチンゲール自身の著作および彼女にまつわる関連書籍のシリーズを刊行いたします。
「クリミアの天使」という一般的なイメージを越境したナイチンゲールの多面性と、それゆえの人間的魅力を、本シリーズを通して感じていただければ幸いです。

Photo : https://wellcomecollection.org/works/kxhwy4pr CC-BY-4.0

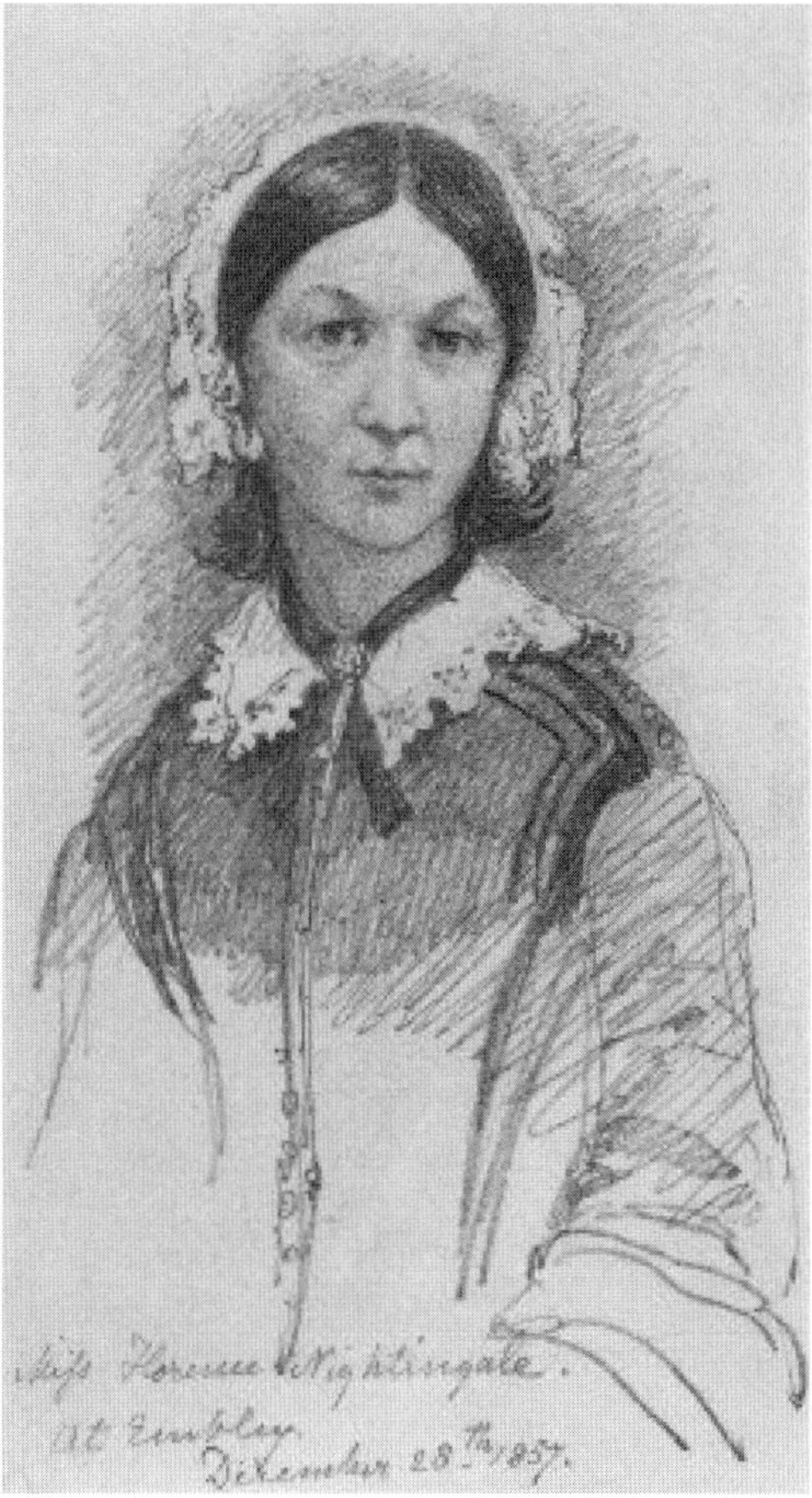

フローレンス・ナイチンゲール，37 歳
(From a portrait, now in the National Portrait Gallery,
by Sir George Scharf,
one of the first Directors of the National Portrait Gallery)

Florence Nightingale and The Doctors

by
Zachary Cope

Copyright© 1958
Pitman Medical Publishing Co. Ltd.
57 High Street Tunbridge Wells Kent TN1 1XH England

新装復刻版に寄せて

このたび四十年以上前に翻訳した『ナイチンゲールと医師たち』を復刻するお話をいただき、久しぶりに読み返してみた。ナイチンゲール女史の大業については後述の「翻訳にあたって」「解題」のとおりである。

ヴィクトリア王朝時代、看護だけでなく、統計学、衛生学を名だたる学者に学び、当時の医学的先駆者である多くの医師たちと共働し、時には対決しながら生涯のほとんどすべてを医療に捧げたナイチンゲールの実像を学んでいただきたい。

晩年、病身のナイチンゲールはそれまでと違い、看護を受ける側から内面的にとらえ多くの事を提唱している。女性はすべて看護者であるべきとも説いた彼女の格言ともいえる珠玉の言葉の数々を本書から紐解いていただきたい。

約半世紀前に原書に出会った時、日本の多くの看護師・医師にこの本を伝えたいと思った。改めてナイチンゲール生誕二百年を機に復刻されることに感動を覚える。そして、百一歳となった今、こうして復刻に携わることが出来たことに感謝したい。
ナイチンゲールは、calling（召命・神のお召し）により人生を全うした女性であると強く思う。本書が多くのナイチンゲール研究の糸口となり、さらに深められていくとすればたいへん喜ばしいことである。

——すべからく、生命は Nursing Care と共にある。
Oxytocin（愛情ホルモン）をともなって——
これは私の学びの言葉です。今、世界に急拡大している感染症の終息を切に願いつつ…

訳者を代表して　小池明子

二〇二〇年四月

翻訳にあたって

本書を手に入れたのはもうだいぶ前のことであり、またふつつかながら訳してみようと思いたった時から、なお久しい。

フローレンス・ナイチンゲール女史に関しては、我が国においてはすでに名著として著作集をはじめ、看護史のなかに、かなり正確に、また詳細に紹介されており、看護を志す者の看護探究の道しるべとなっていること、また女史の活動した時代からすでに一〇〇年を経た今日においてなお、我が国看護界において最も高い評価が与えられている看護師の一人であることも周知のとおりである。

本書を手にした時、ナイチンゲール女史は医師たちとどのようなかかわりがあったのか、また当時の医療界において彼女がどのような評価をうけ、どのような位置づけにおかれたのだろうかと、本題から一層強い関心を抱いたのであった。

その著者はいみじくも英国の医師の一人であり、残された当時の手紙の数々をよりどころとして医師の眼からクリミア従軍とそれ以後の女史、その周辺の人々、主として医師たちとのかかわりが描かれている。

医師たちとナイチンゲール女史とのかかわりについて注意したいことは、それが「医師」と「看護師ナイチンゲール」とのかかわりなのか、あるいはまた、長い年月の間に蓄積された「病院のあり方」や「看護のあり方」などに対する高い識見をもったナイチンゲール女史とのかかわりなのか、さらにはヴィクトリア王朝時代に、当時の女性に課せられた因襲を突き破り、自らを解放してその激しい真実の生き方を calling（召命・神のお召し）に求めた一人の傑出した女性とのかかわりなのか？

いな、その一つ一つの分身をもちながら、それらをはるかに超えて国家的レベルにおいて活躍し、クリミアの野戦病院での、戦争中であるが故にくりひろげられた地獄のような凄惨な状態と、傷病兵の生命の行く手を深く脳裡にきざみつけたナイチンゲール女史ではなかったか。彼女は何よりも軍の衛生組織をはじめとするその根源ともなるべきものの改善を急務と考えたようであった。

帰国後のナイチンゲール女史は病身とはいえ、休む間もなく当面の課題として軍の衛生問題に取り組んだ。本書ではあらゆる場面でたたかうナイチンゲール女史とその周辺の人物とのかかわりというところまで展開されることに注目されたい。そして、その根底には女史の独創的な看護観ないしは生命観の発想が基幹となっていることや、そのためにたたかうここかしこに、看護師であるあなた自身の分身を見い出されることと思う。

ナイチンゲールの知られざる素顔をまず知りたいと望む方は、最終章の「病身のナイチンゲール」から読まれることをおすすめする。

さらにひとこと添えさせていただくならば、本書は、ザカリイ・コープという一人の医師の眼を通してとりあげられ、描かれているという記述の傾斜をみのがすことはできない。また当然のことながら、古い歴史的事実を論述するよりどころとして、残された手紙や覚え書きなどによるという制約のなかで筆がすすめられていることも考慮しなければならないということである。

本書を一人でも多くの看護師の方々に紹介したいというおもいで翻訳を思いたったが、主として手紙をよりどころとしているため難解なところもあり、不備の点があることについては機会を得て手を加えたい。読者の忌憚のないご指摘、ご指導をいただければ幸いである。

本書の翻訳にあたり、ご協力いただいた菊池裕子氏、横山葉子氏ならびに向野宣之氏に厚くお礼を申し上げたい。

また、原稿の清書や種々の労をとってくださった米地恵子さん、長年月を要したこの仕事に忍耐をもって、辛棒強くはげましやお世話をしてくださった日本看護協会出版会の皆さまに深甚の謝意を表したい。

一九七九年五月

訳者ら

序文

フローレンス・ナイチンゲールはその長い生涯のほとんどすべてを医療に捧げた。その結果、当時の医学的先駆者の多くの人物と文通し、面識をもっていた。私たちには現在なお有用で膨大な研究資料が残されているが、それは彼女の影響力がいかに偉大であったかを物語っている。それと同時に、彼女が一緒に仕事をした医師たちから多大な援助を受けたことも明らかにされている。

この書物に引用されているいくつかの手紙は、すでにナイチンゲールのすぐれた伝記のなかに紹介されているが、その大部分の手紙はいまだ出版されたことがなくほとんど知られていないものである。この小著が、ヴィクトリア王朝時代における最も傑出した一女性の複雑な人間像を浮きぼりにすることができるならば、著者のこの上もない喜びである。

ザカリイ・コープ

目次

《訳語について》

◉復刻にあたり、nurseを「看護婦」から「看護師」に改めたほか、一部は現代に相応しい語句や表現に改訳した。

《凡例》

◉（ ）は原著にある括弧である。ただし、（ ）の中の欧文は、訳者が原著から入れたものである。

◉原註については、本文該当箇所に☆番号をつけ、同頁または次頁の末尾に入れた。

◉訳註については、本文該当箇所に★番号をつけ、同頁または次頁の末尾に入れた。

◉［ ］内は訳者が補足したものである。

◉原著中のアンダーラインは、、、、で表わした。

◉手紙などの引用文は「 」でくくった。

◉原著中‘ ’でくくってあるものは「 」『 』〝 〟などを用いて強調した。

第1章

ナイチンゲールは医師たちにどのような態度で接したか

ナイチンゲールは、彼女のいとこヒラリー・ボナム・カーター嬢あての一八五二年一月八日付の手紙に次のように述べている。「私はいつも他の誰よりも、医師たちと話す時の方が意思疎通がうまくいきます。彼らはいわゆる英国人のもつ気難しさや忌わしい国民性による習癖をもち合わせていないからです。それはおそらく彼らがいつも人体を診察しているためだと思います」

この言葉から示唆されるのは、ナイチンゲールと医師たちとの関係を詳しく調べることによって、他のどのような研究よりもその人となりについて真の姿を知ることができるに違いないということである。彼女は公務においてほとんどの場合、医師たちと連絡を密にし、そのなかには親友も大勢もっていたのである。終生をかけた仕事は医師たちと共通なものが多かったし、医学的なある領域、とくに予防医学においては重要な影響を当時の学会に与えたのである。彼女は偉大な衛生学者であり、新鮮な空気と清浄な水、そして良い排水についての熱心な主唱者でもあった。

彼女は病院建築に少なからざる興味を抱き、半世紀にわたって当時の英語圏のあらゆる場所で病院が建設される際には、必ず意見を求められた。とりわけ陸軍医学校の創立は主として彼女の努力によるものであったし、彼女が携わった一八五七年の衛生改正法令の公布は、陸軍の健康状態全般を著しく改善したのであった。他方では、ファー博士の助けを得て、確かな根拠に基づき大胆な疾病の新分類を試み、病院統計の統一的な組織を樹立したのである。

伝記作者にとって、人物像を的確にとらえやすい人物はほとんどいないが、ナイチンゲールの場合には医師に対する応接と個々の医師との関係をさらに詳しく調べることによって、彼女の複雑な人間像が浮かび上がり、見逃されていた側面もとらえることができると思われる。

その目的のために私たちが必要なのは、主として医師たちからナイチンゲールにあてた手紙であり、さらに重要なのはナイチンゲールが医師たちにあてた手紙である。これらの往復書簡の検討を始めるにあたって、彼女の個性にははっきりとした二つの側面があることを私は明らかにしておきたい。その一つは、彼女が公的な場面に示した側面であり、個人的面談を許可された人々に対して思慮分別のある、折目正しい如才ない人の面であり、相手の話を十分聞こうとし、敵意をもたれないように細心の注意を払っている一面である。このような応接態度は、ほとんどすべての公的交渉に見られるものである。彼女の個性のもう一つの側面は、親しい友人、すなわち極秘の内容や時にはうっかり話した事柄を他所へは絶対に漏らさないと信用できる人たちに対してよく表わす一面である。このような内輪の付き合いでは発言を差し控えなければならないような事情はないので、時には公開することをはばかるような言葉され見られる。そして、しばしば手紙を燃やすか返してくれるよう求めていることがある。例えば、ボーマン博士（後に卿）あての手紙の余白に、手紙を燃やすか、返してくれるよう記している。親しい間柄でかわされる手紙の冒頭に彼女の激しい感情がどっとふき出ていないものはない。このような強い感情は、本来ならば思慮分別のある形で表現されるのが普通なのである。

　ナイチンゲールのもった交信を研究すると、ヴィクトリア王朝当時の医学界の状況を浮きぼりにすることができ、その全力を傾けた偉大な影響を再現することができるかもしれない。

それでは、なぜこのような彼女の影響力がこれまであまり問題にされなかったのであろうか。答えはきわめて簡単である。彼女は故意に表面に出ることを好まず、個人的な内密の手紙と面談によって諸計画を遂行し、報告書は自身の、または誰かの個人的な書類として秘蔵されたからである。この書類の一部が、最近やっと公開されるようになったのである。もう一つ注目すべきことをあげなければならない。それは、ナイチンゲールの生涯の半分以上は病身、あるいは病身のような状態にあったということである。しかし、そのような身体的状態は彼女の精神活動や書面上の活動に対していささかの影響も与えなかった。それればかりか、むしろ、その状態は、彼女が興味をもった事柄にごく自然に無理なく精神を集中するのを助けたし、また彼女に会って種々の忠告を受けようとした人々に対しても、個人的な面談のかたちで行うことを容易にしたのである。ナイチンゲールはそのような面談に際して、その人から可能な限りの情報を聞き出し、膨大なノートをつくるのが常であり、そのノートを大切に保存していた。英国伝記辞典（Dictionary of National Biography）のジョン・サザーランド博士およびウィリアム・ファー博士の生涯に関する記述にもあまり触れられていないほど、彼女は自分の本当の姿と活動を見事に隠しているのである。彼女は約三十年間にわたってサザーランド博士の仕事に密接に協力し、またファー博士とは約二十年にわたって重要な統計資料の作成に携わった。ナイチンゲールは自分の経験を披露し、問題解決を助けることは常に喜んで行ったが、単に忠告を与えるようなかたちになることは好まず、その場合にはしばしば手紙に「親展（Private）」と記したのである。このような彼女のつつましさを知らずに相談した人は、時には当惑することさえあった。例えば、ダービイ王立病院の内科医オーグル博士は、設立中の新しい看護協会（Nursing Association）について意見を求め、後援者として招きたい旨の手紙を送ったが、それに対してナイチンゲールは次のような返事を書いている。

「お問い合わせの援助の件につきましては、いろいろ考えてみましたが、私の意見によってあなた方委員会や協会の一部に完全な判断と自由が失われるべきではないと考えます。これがあなたのご要請にお応えできない第一の理由です。同じ理由によるのですが、私の意見が引用されてどなたかの判断に影響することは困るのです。

私はこの問題について、どの方面からでも必要な事項をお知らせしますが、そのどの面についても直接に携わることはいたしません。すなわち、あらゆる角度から判断に役立つ手段を提供するのは喜んでいたしましょう。したがって、以上の事柄から私が看護協会の後援者になるということはあり得ないことがおわかりになると思います」

ナイチンゲールからこの手紙を受け取ったオーグル博士は困惑して、次のような手紙を送った。

「一つだけ述べさせていただきますと、あなたからの「親展」のお手紙をいただき、あなたのご意見を何らかのかたちで生かすことができないことで大変困惑しております。むろん私の経験に基づいて私からあなたを推薦しない限り、病院長や協会員が私に問い合わせることはまずないでしょう。このことは、あなたもすでにご承知のことと思いますし、またあなたに「大迷惑」がかかることを恐れておられるのもよくわかります。しかし、あなたほどの権威はありませんが、私たちはある見解から別の良い見解に徐々に進展してゆくと思います。しかも〔私たちにとって〕目標がはっきり定まっていないということはかえって時代の流れにさからわずに一般社会の信頼を得ることになると思うのです」

このように、オーグル博士はあまりにも相手の字句にこだわりすぎていた。ナイチンゲールの医学に関する見解には、明らかに時代を先取りしたものもあり、当時一般的であった医学的学説に通暁していた。しかし、二、三の重要な点については、当時の科学による医学的知識の進歩に歩調が合わない見解もあった。彼女は衛生的な問題についてすでに先見の明があり、新鮮な空気、規則正しい生活の重要性を説き、肺結核の治療については、有資格者の訓練等すべて時代に先がけて活動していた。彼女は当時一般常識となっていた「医学の土台」[★1]の価値を十分正当に評価していた。彼女が最も活躍した時代には、病気に関する病原体説はまだ単なる空想にすぎなかった。疾病の細菌説はほとんど証明されてはいなかったし、高度の医学教育を受けた著名な医師たちのなかにさえも新しい学説に同意しない人たちが数多くいた。さらに、チャドウィック氏等による衛生条令の改革の重要性が叫ばれていたが、大多数の医師たちにはいかに大きな改善が必要であるかは容易には理解されない状態であった。当時、診断にしろ、治療にしろ、科学的な方法はほとんど行われていなかった状態で臨床医にできることといえば、一般的処置によって自然治癒を助けることにすぎなかったのである。彼女は一八五九年に出版した『看護覚え書き』のなかで熱病の治療について次のように述べている。

「それらの病気や、その他これに類した多くの病気に対して行われる特殊な医薬や治療法の価値は決して厳密に確かめられてはいない。一方、病気の成り行きを決定するうえにおいて、注意深い看護がきわめて重要であるということは、いたるところであまねく

★1　bottle of medicine：民間医療も含めた当時の医学全体の真髄を指すと考えられる。

――経験されているのである」

生物体の自然発生説が一般的に信じられていた当時にあっては、ナイチンゲールのように熱病は伝染性ではなく、汚物の蓄積による自然発生であると考えられたのは驚くにあたらないことであった。『看護覚え書き』のなかの奇妙なある一節から判断すると彼女は「感染」とか「伝染」というものを信じていなかったと思われる。

「例えば天然痘というものは、犬にも最初の犬(あるいは一つがいの犬)が存在したように、この世にまず最初のものがあり、それが永久につながる鎖を伝わるようにして繁殖していくものであって、親犬がいなければ新しい犬は生まれないように、天然痘もそれだけでは発生しないものであることを何の疑念ももたず信じこんでいた。

その後私は、天然痘が狭苦しい部屋やすし詰めの病棟等において、最初のものとして発生するのをこの目で見、この鼻で確かめてきたのであるが、それはどう考えても「うつった」はずはなく、発生したにちがいないのであった。

いやそれだけでなく、いろいろな病気が発生し、成熟し、そしてそれが他の病気に変化していくのも、私はこの目で見てきたのである。ところが、犬が猫に変化したりはしない。

例えば私は、少し混み合ったところで続発性熱病が発生するのを見てきたし、もう少し混んでいるところでは腸チフスが、さらにもう少し混み合っているところでは発疹チフスが、そしてこれらすべてが同じ病棟、あるいは同じ小屋の中で発生するのを見てきた」

ここで強調しておきたいことは、この一見、奇妙とも思える見解が、ナイチンゲールの衛生活動を奮いたたせ、彼女が考える方法と異なる意見をもつ人々に対する強い反論の根拠となっていることである。

病原体説が医学界自体にすら理解され容認されるまでにはそれから長い年月を要した事実からも、ナイチンゲールが病原体説を容認しなかったことは驚くにあたらないであろう。とくに彼女の同僚のサザーランド博士は、病原体説という新しい考えに対して懐疑的であった。ナイチンゲールは、一旦そう信じると、全身全霊を傾けてそれに没頭する性格であった。一八五八年十一月六日付のチャドウィック氏あての手紙には次のように記されている。

「衛生に関する私の経験で、目に見えない〈増殖性〉の伝染という想定に対して完全に反論できるようになりました。したがって、残っているのはグリーンハウやサイモンの書簡に見られるように誤った熱狂信者だけです。私はこれまで感染の事例を知りません。

――そう思われている例でもそれはとんでもない病棟管理の間違いや不注意によるものに違いありません」

こう言いきった彼女が、最新の衛生設備を施した新設のセント・トーマス病院において、一八七三年に膿血症〔膿毒症〕が発生した際には、どんなに困惑し、悩んだかは想像にかたくない。

ナイチンゲールは一八六一年、ファー博士あての手紙で、伝染説と検疫機関の必要性に対して次のように反論している。

「私はただ、科学的な検討に値する伝染説を支持する事実にこれまで直面したことがないことをここに申し上げるだけです。あなたが科学的な立場をとっていると思っていらっしゃる方々のなかで、伝染説を魔術や他の迷信と同じ根拠でしか理解していない輩の名前をあげることができます」

彼女の親しい同僚サザーランド博士は、伝染病説を「ロンドンの作り話」と呼び、コレラが水によって伝播するというスノー博士を支持したファー博士を次のように批判している。「コレラの伝染源となる水の衛生管理について、スノー博士の過ちを繰り返しているにすぎない」と。スノー博士の論点はもちろん完全に正しかったが、サザーランド博士と彼の有名な同僚ナイチンゲールはスノー博士の説明を証明とは認めなかったし、認めようともしなかったのである。

医師たちの独断的な考えに対して、ナイチンゲールがまた独断的に非難したことは彼女の思考の矛盾の一つだと考えることができよう。

彼女は当時の医学教育を受けておらず、統計学の研究を別にすれば医学的な方法に関する知識を学ぶ機会がなかったが、医学者の方法と成果について本気で非難したのである。一八六六年四月十日付、パティソン・ウォーカー博士あての手紙でも次のような意見を述べている。


「あなたは、私が自分の職域から逸脱しかけているとお考えになりはしないかと恐れます。しかしそうでしたら、『事実がすべてであり、学説は何の価値もない』という私の考えをあなたはお聞きになる必要はないと思います。ドイツの病理学者たちは、我々に〈無益な論争という〉何と大きな害を与えたのでしょうか、おわかりでしょう。特異な疾病があるのではなく、特異な病的状態があるのです。医師たちが人々に働きかけて自分自身の健康を気づかわせるようにし、いわゆる学説にふりまわされないようにすれば、一度は医師たちに不利になることがあっても、将来は大きな改善ができ、その努力は実を結ぶことになるでしょう。知性の乏しい人々にとっては、伝染学説は偉大に見えるのです。特異的病気学説は、そのような人々にとっては絶好の隠れみのであり、ちょうどロンドンで最もはやっているワトソン先生をはじめとして他の医師たちもそれにかぶれています。職業上の道義に背くような言葉を並べてしまいましたことをお許しください」

細菌による伝染を証明する事実が山積みになってきたにもかかわらず、ナイチンゲールは自分の考えを疑ってみようとはしなかった。自分の考えのもとになっている統計学的資料の講義や専門性を確立するために長い間努力してきたのであったが、七十歳を過ぎた晩年にはついに病原体説を認めたのであった。

彼女は、当時医学の治療効果についてはあまり高い評価を与えていなかったが、同僚としての医師たちは誠実そのものであった。スクタリに到着してから三カ月の間にシドニー・ハーバートあてに次のような手紙を書いている。「私は医学的権威者と一緒に仕事をし、医師という敵対者に囲まれていなかったならば、私がこれまで成就した仕事の一つもできなかったに違いありません」と。

また、次の手紙の一節からその当時の陸軍の医療機構に対しては決して良い評価はしていなかったことがうかがわれる。

「私は、陸軍の医師たちに尊敬の念など抱いておりません。むしろ彼らに強い哀れみさえ感じており、彼らが非を改めることを切望しております。私に関することで、彼らは事実に反すると知りながらそれを報告し、しかも、そのことを私が気付いていることを百も承知のうえこうするのです。しかも、そのやり方たるや機密書類扱いにして、陸軍内に広く行き渡るようにし、現監察長官の命令によってこれ以上はないという完璧なかたちで報告するという仕打ちなのです」

彼女は他の医療機構に対しては意見を述べることを怠らなかった。ある医療上の特権の拡大が論議されているころ、次の手紙をサザーランド博士に送っている。

「私は医師や薬剤師がその代表になるのは好みません。世の中で最も影響の強い軽信の徒や、偏見の先入観にひたすらしがみついている輩、また、事実と経験のすべてに反対している頑固者、こういう連中たちにあの特権を渡すなんて！　内科医にそのような特権を与えてはなりません。もし与えるなら、私は試験をしてその一人一人を引きずり落とすでしょう。内科医より外科医の方がましだということで外科医にこのような特権を与えるならば、それは何よりも「私の尊敬する」ページェット氏がすでにそうしているからに他なりません」

彼女は医師たちのもっている偏見がどのようなものであるかを熟知していた。セント・トーマス病院の新しい場所への移転に関する宣伝活動に携わっている時に、次のような意見を述べている。

「医学校には論文がもういっぱいなのですから、私はそのうえに医学論文等を書こうとは思いません。実際、看護についてのどの本を読んでもいつも感じることは、最近常識の方が医学的知識よりも一歩進んでいるということです。[★2] 私がもし母親ならば、W博士の勧めを金科玉条として行うような看護師は、理に合わないことをしているのですから、お断わりするでしょう」

衛生学の福音を広めるにあたって、ナイチンゲールはいつも用意周到かつ穏便であったし、驚くべきことに熱烈な彼女の支持者たちに対しては、強い発言を差し控えるようにさえ忠告していたのである。一八五八年二月、チャドウィック氏の論説に対して次のような手紙を送っている。

「ハーバート氏は、クォータリー誌が結局あなたを求めていると私に語っています。しかし、あなたの保健衛生に関する見解があまりに勇敢で、また、あなたの論点が同誌の読者の頭にあまりにも強い衝撃を与える恐れがあるという大方の評判を聞いています。

読者たちが、過去の経験からそのような〝やり方〟を恐れることは当然と考えるならば、あなたの表現は真に大衆を愛しているとは受けとられないでしょう。ですから執筆にあたっては、私たちすなわち読者にできるだけ推論ができるように事例と治療法を詳しく洗いざらい説明しなければなりません。このことを是非、あなたにご注意しておきたかったのです。あなたがどのようなお考えをおもちでも、あなたにとって最も賢明なことを実行されるに違いないと信じております」

これは、その率直な発言がしばしば世間に物議をかもし出した人物——しかし、強靭な意志の持ち主チャドウィック——に対する非常に賢明な手紙であった。

彼女は、健康の度合い[★3]に関する医師たちの意見や、医師とかかわりのある病院の状況についての意見を全く重視していなかったようである。彼女は次のように書いている。

「内科医や外科医に足もとの病院の健康の度合いに関して、何か意見を求めることは無

★2 common sense（常識）、medical sense（医学的知識）：ここでは両者が対として使われている。common sense が日々の暮らしに大切な智慧で、「看護」とほとんど同意義と考えられる。medical sense が医学において得られる知識で、当時の学説に左右されやすい面も指している。

★3 healthiness：「健康度」とも訳しうる。衛生状態よりも広く、生体現象の全域に及び病的な状態だけにかたよらない概念。ナイチンゲールの思想を理解するためには重要なことばの一つ。

理でしょう。というのは、彼らには他に興味の対象がありすぎて、値打ちのある意見が生まれる、環境に関する問題を探究することができないだろうからです。事実、ロンドンでは『病院は度重なる症例に対処するために』治療に忙殺されているに違いないといわれています」

ナイチンゲールは、医療界に入ってきた頃すでに医師たちが他の人々と同様に、ある弱点をもっていることを知っていたのである。ハーリー・ストリート病院で看護監督をしていた際に、彼女は女性委員会と医療委員会の両方の管理下におかれていたのである。そこでは差し迫った必要性や自身がそう希望したことがあって、改革がいくつか行われていた。そのなかで課題の提出を早め、反対意見を減らし、不必要な論議をさけるために、彼女は自分の考えを五つの解決策に盛りこんで活動したのであった。それは後に、父親あての手紙（一八五三年十二月三日付）で順をおって説明されている。

「私が提案したということも、医師たちからの提案ではないことも伏せておいて、これらすべてを委員会において私は提案し通過させました。そして、私はその前ではなく、その時になってはじめて医療関係者に打ち明けたのです。もちろんこれがすでに委員会を通過したなどとは一言も触れないで。それは大胆な方策だったのですが、しかし、成功すれば破天荒な改革だといわれていました。医療関係者はこの提案について二回の会合を開き、満場一致で可決しました。彼らは自分たち自身による改革案だと信じていたのです。私は大成功を収めましたし、誰も私の策略に気付いていません。もちろん、万一それが後にわかったとしたら、私の立場はなくなるでしょうが。しかし実際は、せいぜい委員会のなかで医療従事者が互いに嫉妬し合うにしても、ふだんあのマールボーロ将軍の名前に嫉妬している程度のことですんだのでした」

ナイチンゲールと同時代の人々のうち、彼女ほど多くの病院の実態を知っている人はいなかった。一八五七年には訪問した外国の病院に関する衛生委員会からの諮問に対して、次のように驚異的な回答を提出している。

「私はロンドン、ダブリン、エジンバラのすべておよび地方の病院を歴訪しており、また海軍や陸軍の病院もいくつも訪問しております。外国ではパリにある病院はすべて訪問調査し、養育院では修道女と共に学ぶこともいたしました。また、ライン河畔にあるカイゼルスヴェルトのプロテスタント系修道婦人会では二度看護師として訓練を受けましたし、ベルリンやその他ドイツの数多くの病院、リヨン、ローマ、アレキサンドリア、コンスタンチノープル、ブリュッセル等の病院も訪れております。その他、フランスや

――サルデーニャ王国の野戦病院へも出かけております」

彼女はこの時、わずか三十七歳であった。

ナイチンゲールにとって、病院の訪問は通り一遍のものではなく、それは集中的な観察をもって仔細に行われたものである。彼女は鋭い観察者であり、病院の全体設計をはじめ病室の構造、衛生状態、病院管理の細部にわたって、また看護業務以外にもつきない興味を示した。したがって新しい病院建設の計画の際に彼女が常に意見を求められたのは不思議なことではなかった。どの国にもいる医師たちもナイチンゲールをその分野の権威者として認めており、英本国だけでなく、カナダ、オーストラリア、アメリカ合衆国においても病院計画に関する比類なき知識の持ち主として、彼女の右にでる者はいなかったのである。

彼女は医学教育こそ受けてはいなかったが、医学に関する多大な実際的知識を蓄え、それによって医学上の事柄に知的興味を示したばかりでなく、医学上の事柄に関する書きものを批判さえもできたのである。一例として、彼女の確信にみちた批判をあげてみよう。一八五六年からパディントンのセント・マリア病院の生活管理者（life-governor）であったナイチンゲールは、一八六五年に医師に欠員が生じたとき、後任として投票を懇請されていた候補者の一人、医師エドワード・スミスＦＲＳ〔Fellowship of the Royal Society：王立協会フェロー〕に会った。彼はファー博士からの推薦による人物で、前もって彼女に自分の書いた書物と、食事に関する書物のコピーを送っていた。しかし、彼女は、それらをあまり高く評価しなかったようで、次のような見解を述べている。

「スミス医師の食事に関する論文についてお問い合わせがありましたが、いささか苦言を呈さなければならないことをお許しください。彼の論文は私にとっては、生理学の立場で書かれているとしても、生理学的ではなく、実用を重視する立場を意図したとしてもかえって実用的でないと考えられるのです。この点、グッドワード誌一月号のリヨン・プレイフェアー氏の論文と比べていただければ、おわかりと思います。彼の論文は問題の核心をついていますが、スミス医師のはそうではありません。例えば、スミス医師のいうインド人の食事について言えば、パンフレットの論旨からは彼の書物の結論など到底導けるものではありません。もし、第二の書物が彼の投票依頼以上の何かを意味するのならば、初めに彼が述べたことを自ら引っこめることにはならないでしょうか。つまり、彼は理解の行き届いていない不十分な前提に基づいて一般化を試み、基礎のぐらついている原理に基づいて結論を導こうとしているように見えます。すなわち、彼は次のようなことすらよくわかっていないのです。化学作用は生命[★4]にとって、非常に大切な役割を果たしていて、最良の食事を正確に調合しているのですが、生命それ自身は化学にしばられてはおらず、もっと大切な働きをしているということです。結局そのようにわかるのは具体的な経験からだけであって、抽象的な化学からわかるのではありません。しかしそうは言っても、エドワード・スミス医師は、実際の観察によらないで結論を引き出すタイプの困った人々——例えば、一、ホルボン協会の調査資料をお粗末な医学的証明だときめつけたり、二、セント・トーマス病院の移転を唱える輩——よりはすぐれているということで、私はスミス医師の採用のためにいつでも一票を投じる用意がありますす」

ウィリアム・ファー博士はナイチンゲールに「あなたのスミス評はまことに的を射ていますよ」と答えている。彼女はスミス氏を支持したが、彼は結局後任には選ばれず、応募者の一人、ウィリアム・ブロードベント博士（後に卿）が当選、彼の着任後の働きは期待に十分応えるものであった。

ナイチンゲールは、看護師の教育や、接触感染説に対する批判と隔離の必要性や病院衛生

★4　nature：自然。ナイチンゲールは自然を生きているものと考え、とらえているので「生命」と訳した。

等の広範囲にわたるどの分野においても自分の確たる見解をもっており、しかもねばり強く精力的に自分の考えを披露したのであった。そして、晩年の四十年間は近代医学と科学の学説を自分の意見に取り入れたことはごく少なかったのであった。しかし、これに対する唯一の例外は、晩年女医たちを自分のより良い理解者として評価していたことである。これは晩年に彼女が、メイ・ソーン女史を医学に関する助言者として選んだことでもわかるであろう。

ナイチンゲールの『病院覚え書き』が出版された当時〔一八六三年〕、病院内で壊疽が頻発し、傷口がいつも化膿する理由を誰も説明することができなかったことがあった。敗血症の予防法を可能にしたリスター★5の古典的論文が、一八六七年に発表されるまで、これに関して何の手段も現われなかったのである。現在入手できるナイチンゲールの資料からは、リスターが普及に努めた学説を彼女が採用していたとは考えられない。ロースン・テイトやその他の人たちの見解と同様に、彼女は大都市の病院の患者の死亡率増加が地方の病院より多い理由を、病院の衛生状態の悪さによるものであると考えていた。ナイチンゲールとロースン・テイトは共に、ほとんど無菌に近い状態まで徹底した清潔さを主唱した点において最右翼で

★5　Joseph Lister（一八二七〜一九一二）：英国の外科医。殺菌剤を発見し、同時代のパストゥールやコッホとともに細菌学、医学に多大な貢献をした。

あったが、二人とも敗血症が細菌による感染症であることを十分には理解しておらず、また、この学説をついに受け入れなかったのである。

ナイチンゲールは専門的医学者の権威や権力を十分知っていたので、公的発表の際には医師たちと意見調整を行うのが常であった。それだけではなく、他の人々にもそうするように説いている。一八六〇年九月十六日付、チャドウィックへの手紙で次のように書いている。

「そういうわけで（非常に重要なことなのであえて申し上げますが）、なかでも専門医師があなたをはじめ衛生上の全般的啓蒙運動にたずさわる人々、ことに社会科学協会の人々に対してやる気をなくさせることだけは絶対に避けなければなりません。公正を期するために申し上げますが、学会の医師たちが十分な活動を行っており、社会科学協会においても分相応の貢献をしていることを私は述べておかなければなりません。医師たちはきわめて特別の処遇を受けているのですが（大衆はそう思っています）、一般市民が医学に干渉できないような〝権力者〟の地位に安住しているのです。私が最も心配していることは、このような事態に抗議等の動きがおこってはならないということです。というのは、病人はつい人を信じやすいものです。患者は異種療法であれ、同種療法または水治療法であれ[★6]、おおよそ医師と名の付く人のいうことであれば全く信じてしまうものです。したがって私たちはこれらの人々から信じられている医師たちをむしろ私たちの味方につけることを慎重に検討してみようでありませんか」

看護師の訓練計画と医師たち

はっきりした証拠は見当らないが、ナイチンゲールがクリミアにゆく前に看護を改革するために何らかの計画を企てたらしいということは十分考えられることである。彼女にこのような改革の計画について忠告した人があるとすれば、最初にあげるべき人はベンス・ジョーンズ博士であったに違いない。彼とはナイチンゲールがハーリー・ストリートの病院の看護監督であった時以来の付き合いである。彼は、彼女の能力をきわめて高く評価しており、彼女もロンドン中の「化学を研究している医師」のなかで彼の右に出る者はいないと認めていた。一八五五年の夏、ナイチンゲールがクリミアにおいて病後の健康を回復しつつある時、べ

★6 allopathic（異種療法）：ある疾病がひきおこす症状（効果）と異なる症状（効果）をもたらす薬剤をもちいて、その疾病を治す療法。homeopathic（同種療法）：癒すべき疾病と同じ症状（効果）を健康人にもたらす薬剤をごく少量もちいて、その疾病を治す療法。

ンス・ジョーンズ博士は彼女にあてた手紙のなかで、健康の回復を心から喜ぶとともに、ロンドンの病院における看護師訓練について日頃考えている具体的な計画を述べて、彼女に意見を求めている。その手紙の一節を紹介する（一八五五年八月十日付）。

「ロンドンの病院における看護師の訓練について、私たちが現在何の方策ももち合わせていないことがはっきりわかりました。関係者にとって現在とり得る行動といってはただ現状の黙認ということしかなく、それも我々の病院のなかで忍耐しつつ行われているのですが、それは決して容易なことではありません。我々はこのような状況が良い方向に大幅に変わることを望んでおります。私はこの問題についての素案をまとめてみましたのでお送りします。訂正や改良すべき点がありましたら、どうぞご意見をお聞かせください。

〈ロンドンの病院における看護師の訓練に必要で望ましい事柄〉

一、よく訓練され、人物が確かな看護師がいるということが、貧富にかかわらず病気の人々に対しては恩恵であるが、その目的のために病院★7が努力することこそ、一つの大目的である。——このことを理事たちが大原則として認識することが必要である。

二、病棟を受け持っていない日勤の看護監督に次の事項を依頼する。すなわち、彼女はセント・ジョージ病院の夜勤看護師のように他の看護師の上長として働き、見習看護師に指示と説明を特別に与え、病院当局に毎週彼女らの進歩と性格について報告書を提出すること。また、見習看護師は病院当局から終了証明を受けるが、病院の看護師としてか、個人契約の看護師★8としてかは上述の看護監督の証明による。

三、看護師を訓練生として受け入れるについては、しかるべき研修所または病院に配属され、研鑽を積んだことのない者は受け入れないこと。また、病院は安易な契約をしないこと。もしも病院側から契約の要求があっても、六カ月間の見習期間を設け、最終的には看護監督または管理者から提出された書類に基づいて本採用を決めること。

私は、セント・ジョージ病院の理事たちがこの案を採用してくれることを切望しています。しかし私はまず医師たちを説得しなければなりません。彼らは私が恐れている理事よりももっと厄介ではないかと思います。しかしながら、私にできそうなことから着手するために現実に向かった時に、もしもこの問題に関してあなたの忌憚のないご意見

★7 Hospital：一連の病院のなかで中心となる大病院を指す。
★8 英国の家庭ではすぐれた看護師と契約し、その人を家族の一員のように遇し、家庭内の育児や看護をまかせることがある。

をいただければ、私にとって何にもましてありがたいこととなります。私の手紙のこれから申し上げる事項についてあなたがどうお考えになろうと、どうかこの問題について力強いご援助を懇願いたします。書面では十分に意をつくせないことを懸念しておりますが、そしてまた私の望んでいるお知らせをいただくことで大変ご迷惑をおかけすることになったとしたらどうか後生ですから、あなたにお会いできるまで、そのことをご放念くださいますように」

手紙のこの後の部分を紹介する前に、ベンス・ジョーンズ博士は明らかにセント・ジョージ病院に看護訓練学校を発足させる固い決意をもっていたこと、またこのような学校がロンドンの病院に広く一般化されるべきであるという考えをもっていたことを指摘しておかなければならない。

彼はまた、看護学生の訓練の指導と、監督に専念できる看護師の任命を予定していた。しばらくしてナイチンゲールの栄誉をたたえて国の基金が設けられた時に、彼女が看護訓練学校の設立を思い立ったのは驚くことではなかった。私はこの手紙を読む機会を得るまで、なぜナイチンゲール基金委員会のメンバーにベンス・ジョーンズ博士が指名されていたのかがどうしてもわからなかったが、この書信を読んではじめて納得できたのである。

ベンス・ジョーンズ博士の手紙の後の部分を理解するためには、前もって何の相談もなしに従軍看護師の第二団がスタンレー女史の監督下において戦場に送られた事態に、ナイチンゲールが大変困惑していたということを説明しておかなければならない。彼女は憤慨してシドニー・ハーバートに苦情の手紙を書き送っていた。戦場におけるすべての従軍看護師に対する統率権が公式に彼女の手に帰したのはそれから数カ月もたった後であった。彼女は、従

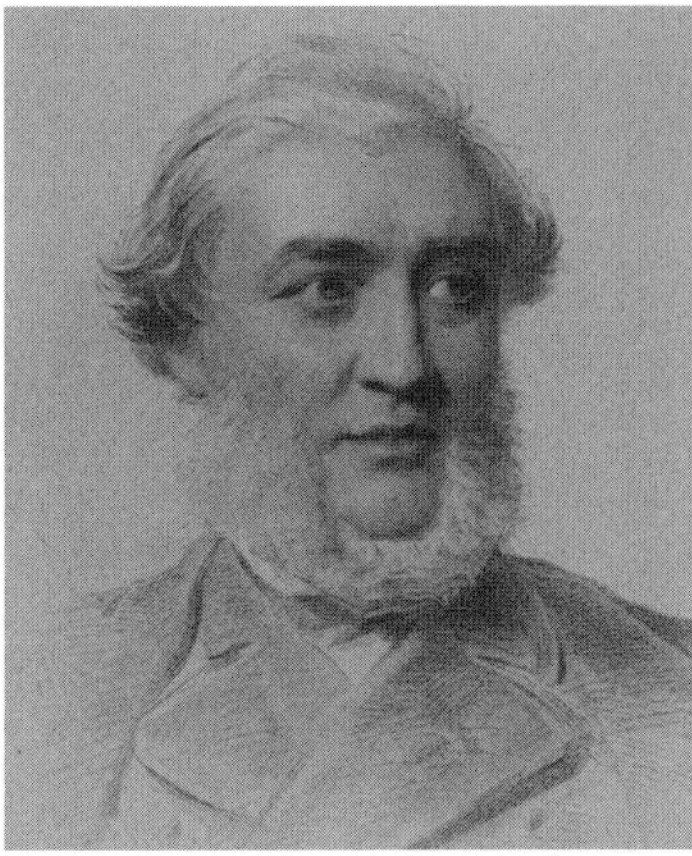

ベンス・ジョーンズ博士（1814 〜 73）

軍看護師の統率権について抗議をしたことをベンス・ジョーンズ博士にも知らせたのであろう。問題の一節は次のようである。

「さらに多くの看護師が戦場に赴いたことに対して、あなたはなぜそんなに強く抗議しなければならないのですか？　その看護師たちに対する意見が他の人たちのものよりそんなに悪いというのはどうしたことでしょう。他の人たちは善が悪に勝ると思い、あなたは悪が善に勝るとでも考えていらっしゃるのではないでしょうか。一体何が悪かったのでしょう？　正確にはどの程度の悪いことがあったというのでしょう？　あなたがその問題に白黒をつけなければあなたのお仕事が失敗に終わるということがご立腹の根本原因なのでしょうか。なぜ失敗がおこるかといえば、私は別の見解があることを聞いております。それは看護師の従軍については病院監督者の考えが一定していませんが、なぜそのように変わりやすいのか、私はこの辺の事情を詳しく知りたいと思っています。あなたが仕事を遂行したいと思い、またやり過ぎるほどよくやったことを私ほど知っている者はいないでしょう。私は一般論として疑問をもっており、あなたが従軍看護師を新たに受け入れることについて失望しなければならない何か特殊な事情があるのなら、是非それを聞かせてください。もし良いことであるならば、たとえあなたがそうすることができないという限界があっても、それは実行されるべきでしょう。どうか時間不足や約束が多いということで説明を端折らないでください」

ナイチンゲールがこれに対してどのように答えたかは興味のあるところだが、これに関する彼女の手紙は見つけることができなかった。

後の章に関係のあることだが、ナイチンゲールは、看護師たちにあまりにも医学に偏った教育を行うのを必ずしも好まなかった。というのは、そのような教育を受けた看護師が自分の医学的知識をふりまわすのを抑えられないだろうし、これまで最良の方法として教えこまれてきた方法からかなり劣るやり方が実際に行われているのを見て、情けなくなるだろうとナイチンゲールは考えたからである。一八七三年三月、クロフト氏あての手紙に「最近非常に危惧しておりますことは、看護師自身〝女医〟であるかのような錯覚に陥る危険があることです」と書いている。このような意見を抱く過程には、ナイチンゲール自身の心の奥底で考えぬいたことがあり、彼女のかけがえのない経験から真剣に判断したものがあるに違いないのである。実際、ハーリー・ストリート病院時代の勤務や、中でもクリミア従軍の広範な経験を通じて、彼女は実に多くの医療の実際を見極めることができた。したがって、実際の医療について自分の見解を表明し、様々な分野の医師たちの治療法についても自由に批判することができたのである。もし、しかるべき医学教育を受けていたならば、疑いもなくすぐれた医師になっていたに違いない。彼女は、患者に対する適切な心理学的接近法を行うことができた。一八六一年四月十日付、レディ・ハーバートあての手紙でこう述べている。

「医学というものは、私たちにとってまだその法則が十分知られていないというものにすぎません。もしも私が医師であるならば、私は患者と言い争いはしないでしょう。なぜならば、医師が自分の意見を正しいと思っていると同様に、患者も自分の考えが正しいと思っているからです。ですから医師である私が『これ』が正しいと言ったら、患者であるあなたがなすべきことは『あれ』なのです。もしそうなさらないならば、医師の私をお役御免にした方がよいでしょう」

これほど簡潔な形の的を射た言い方で医学の態度が述べられたことはないであろう。

しかし、一八六〇年十月十六日付のマックネイル卿あての手紙では、ナイチンゲールは実に見上げた自制心で自分の意見を抑えて述べている。

「一番下のクラフは姉と一緒にこの病院に入院しているのですが、私が口内炎と呼び、医師が麻疹と呼ぶ病気にかかっています（おそらく、これは私がこれまで見たことのない新しいタイプの麻疹なのでしょう）。しかし、私は自分の意見よりも、いつも母親たちや医師たちの意見にしたがっています。それですから、子供は今の時点では歓声をあげたりしていますが、私はあなたに本当のことをお伝えしておく方がよいと思っております」

しかし、彼女は時々、一人の看護師として非常に豊富な医学知識をもっていることが、出すぎた余計な結果を招くという論議の良い実例に自分自身がなってしまったことがある。それは例えば、シドニー・ハーバートが重い腎臓病を患っていた時、彼女はためらうことなく彼にふさわしい医師と処置について、多くの独断的な忠告を与えている。彼女は一八六一年四月十日付で、レディ・ハーバートへ夫君の病状について次の手紙を書いている。

「もしも、卿が次の五項目を守りたいのならトム（あだ名 kitten）に診てもらうのがよろしいでしょうし、ベン・ジョンソン、別名フレンチ〔ベンス・ジョーンズ〕でも良いでしょう。五項目のいくつかは、すでに実行されていることを私は知っていますが、次のようなことです。

一、できるだけ良い食物をとってください（ただし、ソースやすっぱい果物等はいけません）。それからクラレットを飲むこと。フレンチは牛肉とビールが『血液を造る』という理由でこれをとることを卿に勧めています。

二、暖かい着物を着て、フランネルの帯で身体をくるむこと。グレインジャーという人は、相当進んだ状態の時に蛋白尿が出て、顆粒性腎臓病ではないかと予測していましたが、実はそうではなく、ただ単に思い込んでいたにすぎませんでした。

三、卿の援助を必要とするような夜の社交場へは出かけないこと。彼にとっては一夜のパーティーは十日間の病気に値するほど良くないのですから。

四、ロンドンから離れて郊外で療養すること。

五、新鮮な空気、とくに朝の新鮮な空気の中で規則正しい運動をすること。もしこれらのことを守るならば、ベン・ジョンソンに再度診てもらわなくてもよい状態になるでしょう」

しかし、彼女はこれ以上のことには言及しなかった。ナイチンゲールはどのようなかたちの（医師による）処方にも信頼を置いていなかったが、処方のもつ種々の長所はよく知っていると確信していたのである。彼女は次のように述べている。

「どうかお願いですから、生命力を弱めさせるような治療をなさいませんように。もし、あなたの処方箋を見せていただいたとしても何としても申し上げたいのはこのことにつきます」

当時の医師たちは腎臓病の治療法について何の方策ももち合わせていなかったから、その意味でナイチンゲールの考えが確かに正しかったといえる。しかし、ハーバート卿が当時かかっていた疾病の性質に関する彼女の独断的な意見は控えめに言っても驚くべきことであった。一八六一年五月三十一日付の手紙で、彼女は次のように言っている。

「医師の医術★9はどのみちあまり役に立ちません。このような方法ではあなたの生命を助けることはできないでしょう。それが初期の病気でなく器質性の病気であるという証拠はありません。しかし血液の病気だという証拠はあります。すなわち、アルブミンを蓄積し、血液の欠乏するロンドン中によくある患いなのです。これには、与薬してもアルブミンが増えも減りもしないのです。こういう器質性の疾病はいつでもおこり得るのです（ブライト病かどうかは、B・J〔ベン・ジョンソン〕自身もわかりません）。そして彼の重大な誤りはアルブミンが検出されることによって、腎臓病だと主張することです。

あなたの大きな誤りといえば、もしも私にそう言わせていただけるのなら、彼が四日間で治らなければ四日間中に死ぬと考えて、あなたがその考えにふりまわされてしまい意気軒昂であったり、意気消沈したりしてしまうことです」

★9　physics：医師が古くからもっている術。奇し（くすし）のわざ。

ナイチンゲールは処方箋を見たいと強く望んでいた。

「もしあなたがフレンチにお会いになるなら、彼の処方箋を私に見せていただけませんか。そうすれば少なくとも私はそれに対する意見をあなたにお伝えできると思います。それは、あなたがことさら重大にお考えになる必要はないことでしょうが」

彼女は人と常時会っていれば、その人の体質がわかるという誤った見解をもっていた。彼女が書いたある手紙の一節によれば、次のようである。

「私が自信をもって大丈夫といえる体質の二人の男性がいます。なぜなら、私のように年輩の看護師になると毎日顔を合わせていれば、その人の体調がすみからすみまでわかってしまうのですから（一人は「ある人」、もう一人はクラフ氏のことです）」

「ある人」とは、ハーバート卿を指していた。こんなに彼女が太鼓判を押した二人のどちらもこの手紙が書かれた後、八カ月以内に亡くなったのであるが、何とも心痛むことであった。

第2章

ナイチンゲールに仕えた医師
ジョン・サザーランド博士（一八〇八〜一八九一）

フローレンス・ナイチンゲールは、その生涯の歩みのなかで、すぐれた能力をもつ男性が献身的に助力せずにはいられないという驚くべき風格をもっていた。彼らは彼女の高い知性を賞賛していたし、彼女が病気がちになっていても、高邁な使命に対して己を無にして奉仕することを知っていたのである。彼女は驚くべき意欲をもって衰弱に耐えていたが、彼らは彼女が病弱であることを心から哀れんでいた。一方ナイチンゲールは、自身が助力を望む人たちに近づく時には、いつも恭順な態度で臨んだが、一旦彼らの支持をとり付けるとすぐさま自分の使命の優越性を強調し、それに対して彼らが十分に傾倒してくれるように求めた。その結果、彼らの全身全霊を傾けて努力する善意を得ることに成功するのが常であった。ナイチンゲールの使命に共鳴した人たちはまさに彼女にとって弟のようであった。このような弟たちに対し、物を言いつけ、要求し、叱りつけ、また折に触れきわめて適切にほめるのであった。これはちょうどしっかり者の姉が辛抱強い従順な弟たちに対するのと同じであった。彼女は自分の抜きん出た力量を十分認識していたし、一度は一八六一年十二月十三日付、モール夫人あての手紙である人々の人生をも変えることのできる自分の影響力を誇らしげに語っている。これに対してモール夫人は、「女性の方が男性より感化（sympathy）されやすい」と述べているが、ナイチンゲールはそれに答えて、「私がもし自分の経験をもとに本を書くならば『女性はそんなに容易に感化されない』という言葉で書き始めるでしょう」と述べている。また彼女は続けて次のように書いている。

「これまでに、私または私の意見によって人生観がほんの少しでも変わったという女性に出会ったことはありませんが、男性はあります。ここでその例をご紹介しましょう。ある中年の政治家は四半世紀の間、政治に没頭していました。ところが、私と同じ考えをもったので人生と政策とを改造してしまいました。そのうえ、彼は人間の生命に関して管理する科学〔看護のこと〕――最も無味乾燥で、技術的で難解な科学――を私の側でソファーに腰かけて規則集をつくっている間に学んでしまったのです。私が生々しい経験からそれを学んだ仕方とは全く違いますが。私が真に感化と言っているのは、このようなことなのです。別の人の例をあげますと、アレキサンダー（私は彼を総指揮者にしたのですが）についても同じことがいえます。彼もまた故人になりました。クラフ、彼はすぐれた詩人の素養をもっている人でしたが、私から見ると全く同じように看護管理に心をひかれていたのです。しかしファー、マックネイル、タロック、ストークス、マーチンといった人たちのように、私の意見によって前述の人々ほどではありませんが、かなり影響を受けた人々がいたことを申し述べねばなりません。そして、彼らは水の精ウンディーネのように魂を失った人間に生まれついた人たちで、しかも皆私より年上の人たちです」

これまでに述べた、九名中五名は医師で、彼女が「魂を失った人間」ときめつけた一人、ジョン・サザーランド博士は三十年以上にわたって誰よりもナイチンゲールを傍らで助けた人で、彼自身、彼女の生涯の仕事に対して最上級の評価を与えていた。フローレンス・ナイチンゲールとサザーランド博士の関係は、実生活のなかではきわめて例外的な出来事であり、もっと詳しく述べるに値することである。

サザーランド博士は、一八〇八年エジンバラに生まれた。医学教育をエジンバラ大学で受け、一八二七年同大学の外科部門を専攻し、一八三一年医学博士となった。しばらくヨーロッパ大陸へ旅行した後本国へ戻り、医師として仕事を始めた。ここで彼は公衆衛生に対して非常な興味をもつようになった。ダンカン博士は一八四七年、英国における初代の衛生局長に選ばれた人であった。〔その人のもとで〕しばらくの間、サザーランド博士はリバプールの『市民の健康』(Health of Town Advocate) という雑誌を編集していた。一八四八年、彼はこの年にできた保健局委員会の監督官になった。検疫機関に関するパリ会談に出席し、ルイ・ナポレオンから勲章を受けた。また、壁内の埋葬[★10]に関する研究をしていたが、この研究によりローマ法王に謁見の栄に浴した。一八五五年、東部の軍隊の衛生状態について大騒動がおきた時、衛生状態調査のために委員会派遣の医師団団長として現場に赴いた。それは四十七歳の時のことであった。彼は一八五五年三月六日スクタリに到着し、ここでナイチンゲールと知り合った。おそらく彼がこれまで研究してきた衛生問題について、彼女と討論を重ねたに違いない。ナイチンゲールは自分の衛生学に関する知識がすべてサザーランド博士から与えられたものと認めており、誇張もあろうが彼が彼女の衛生学に関する幅広い知識の主な源泉であることは確かである。

サザーランド博士がスクタリからクリミアへ行った時にも、彼はナイチンゲールのよき相談相手の役を果たしていた。陸軍省から彼女に与えられた指示は、トルコにおける従軍看護師の総監督であったはずで、クリミア半島にあるロシアにおいての任務については何の指示も与えられなかったのである。軍の所轄部署から敬遠されていた彼女にとっては、クリミアへ赴くことがはたして正当なことであるかどうか疑問に思っていた。このような矛盾した状況について、どうしたらよいかとサザーランド博士の助言を求めている。彼は、彼女がバラクラバへ行く前に本国へ手紙を書いて陸軍省からしかるべき資格の許可が取れるかどうか、問い合わせることを勧めた。それにより彼女のクリミア査察は陸軍省によって正式に認められ、一八五五年四月にクリミアの英国系病院への医療社会事業係の慰問という資格をとり付けたのである。これは彼女が望んでいたとおりのものではなかったが、彼女に対してクリミアの英国人看護師の統率権が公式に認められたのは、それから十カ月も後のことであった。

スクタリにおけるナイチンゲールとサザーランド博士のこのような出会いは、それ以後の三十年に及ぶ付き合いの始まりで、その間彼はナイチンゲールの考えに共鳴しながら行動し、

★10　カタコンベ：初期キリスト教時代の地下墓所。ローマ郊外のものが最もよく発達しており、代表的である。

信頼のおける助言者として信用を得ていた。ウッドハム－スミス夫人[★11]はその間の事情をすぐれた文章で表している。「彼はスクタリでナイチンゲールに出会い、すっかり彼女の信奉者になりました。そして彼のこれまでの経歴を棒に振ってしまったのです」。このことは本当であるが、しかしすべて真実だというわけではない。エドワード・クック卿[★12]の記述はより事実に即したものであろう。「ナイチンゲールは、衛生委員会の会長サザーランド博士を、温かい信奉者であり強力な支持者であると信じていた。彼がスクタリにいた時、彼は彼女の主治医であり、彼女がイギリスに帰国してからもサザーランド博士夫妻と親しい友情をかわしていた。またサザーランド博士は、彼女がたずさわった陸軍の衛生管理改革の闘いのなかで、彼女の側近の一人であったといわれている」。この記述も本当であるが、真実の姿をすべて伝えているとはとてもいえないであろう。

これまでの記述のなかで、サザーランド博士がナイチンゲールに出会って以来、彼のこれまでの経歴が終わりを告げたというのは全く見当違いと考えられる。反対に彼らが互いに助け合ったことによってサザーランド博士の能力が広い分野で発揮され、もしも彼女に出会わなかったならば、彼が現実に行った以上に国の内外においてより大きな影響力を発揮することはできなかったであろうと思われる。彼は不本意ながら行政の分野に足を踏み入れたのであるが、もしもそうでなかったらたかだか保健局の監督官で終わったであろう。サザーランド博士は、本国およびインドの陸軍衛生機構の改革という偉大な構想にナイチンゲールを参加させたことによって、実り多い立場に立つことができ、八十歳を越すまでエネルギーを投入できたのである。おそらく前の経歴のままでいたならば、少なくとも十五年は早く引退していたであろう。一八五六年から一八七二年にかけてナイチンゲールは、実に桁外れの影響力のある地位についていた。公職についていたわけではなかったが、陸軍の改革について様々な面で無任所大臣のような政治顧問としての発言権をもっていた。閣僚およびインド総督はすすんで意見を求め、彼女の助言に従った。一八五六年から五八年の陸軍衛生本委員会のメンバーを指名する小委員会において、彼女は実に強い発言権をもっていたのである。

一八五六年、サザーランド博士が本委員会のメンバーの一人に指名されたのは彼女の推薦によるもので、翌年に兵舎・病院下部委員会のメンバーに登用された。彼は一八八八年まで、この委員会および陸軍衛生委員会（一八六三年に改称）のメンバーの要職に留まった。一八五九年から一八六三年まで、インドの王室委員会のメンバーを務めた。このような委員会の他に、

★11 Cecil Woodham-Smith：ナイチンゲールの伝記作家。
★12 Sir Edward Cook：ナイチンゲールの伝記作家。

地中海沿岸の兵舎と病院管理および水兵のための会館と日光浴室の設立に関する委員会または職務に奉仕した。彼はそれ以外にも多くの仕事をした。ナイチンゲールにとって、彼は信頼のおける秘書として振る舞った。彼女の前に山積みされている世界中の様々な問題、とくに病院の建設、看護師の養成、救貧法による診療所の設置、諸々の衛生問題に対して、いつも変わらぬ助言者であった。それだけでなく、ナイチンゲールは彼に対してはしばしば遠慮

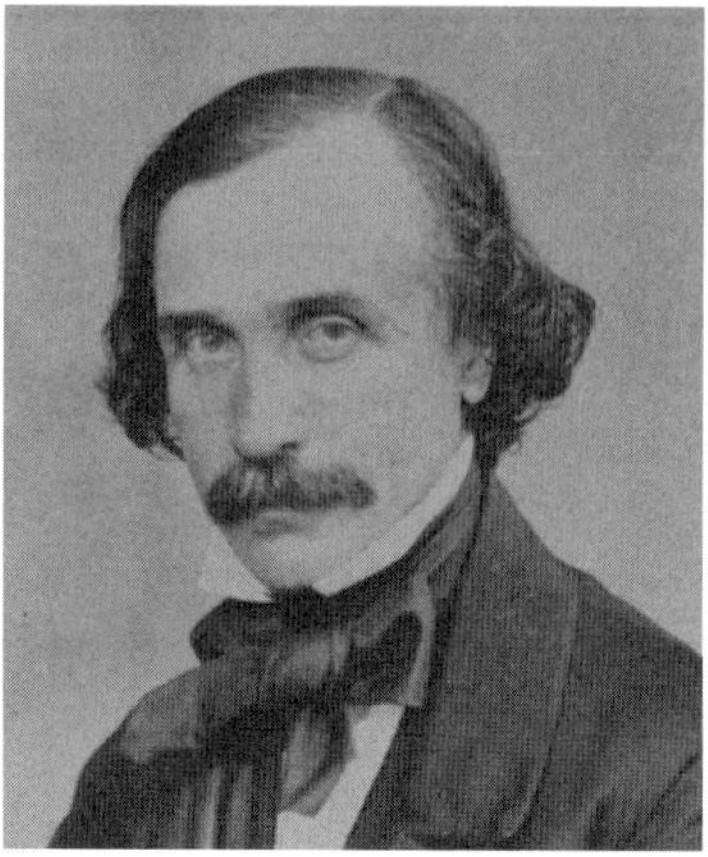

ジョン・サザーランド博士（1808～91）
30余年にわたりナイチンゲールの信頼できる相談者であった

のない態度を示したが、彼は彼女にいつも自分の助言が取り入れられることで満足していた。個人的な野心を抱いていない人間にとっては、これは決して不満の多い生き方ではなかったに違いない。経済的な面から見ても、彼は決して敗北者ではなかった。衛生委員会の有給メンバーであったし、一般の公務員の定年を過ぎてからも、長い間その地位に留まった。少なくともナイチンゲールよりはるかに多くの財産を残したのである。

陸軍衛生委員会における彼の地位はきわめて独自なものであった。ナイチンゲールはかねがね病院小委員会（後に衛生委員会と改称）を陸軍医務局の下に置くべきではなく、州の大臣に報告書を提出し指示を仰ぐべきだと主張していたが、この主張は取り入れられたのである。そのためサザーランド博士とナイチンゲールは、思いのまま委員会を牛耳ることができた。それについて、彼女は次のような冗談さえ言っている。一八六六年十月十三日付、ファー博士あての手紙で、「サザーランド博士は今日、ジブラルタルから帰国しました。彼が言うには『私はナイチンゲールと私自身に対して以外に、陸軍省のなかで報告すべき人はおりません』。こんな悪ふざけは二度と言うべきではありませんね」

サザーランド博士は健全な常識の持ち主であった。彼は公衆衛生に関して実際の経験を積んでおり、衛生学の専門家でもあった。ナイチンゲールのように燃えるような熱情も、生き生きとした想像力ももってはいなかったが、特殊な環境において可能な限り物事をなし遂げ、実現させるための最善の策を知っていたのである。ナイチンゲールは、サザーランド博士よりもアイディアが豊富で、物事の理解もはやかった。つまり、大きな物事に向かう力と意志力を人々より抜きんでてもっていたが、サザーランド博士のような心の沈着さがなかった。したがって、二人が一緒に仕事をすることによって、どちらか一方だけではとてもなし遂げ得なかったであろう仕事を完成することができたのである。サザーランド博士あての手紙の一つで、彼女ははるか時代に先がけて一つの原則を述べている。

「私たちが申し上げたいことは、いやしくも国家がそれにふさわしいものであるならば喜んで働いてくれる人々を供給するか、あるいは国家からそれで生計が立つような仕事に対する手段を講ずるべきです。――それは犯罪者に対して刑期を終えてから自分で働ける手段を講じるのと同様なのです」

二人の提携ができた頃、サザーランド博士はナイチンゲールを尊敬していただけでなく、彼女にいろいろと影響を与え、そして晩年に至るまで終始忠実な友人であった。彼女の側からすれば、いつもサザーランド博士のおかげを蒙《こうむ》っていることをよく知っていた。しかし、彼女の想像力に富んだ精神が彼の地道な性格の上に高く舞い上がり、彼の平凡なしかし確実に

役に立つ示唆に苛立たしさを表したこともあった。彼女の手紙の次の二つのさわりの部分を見ると、彼女の独裁的な精神がいかに彼を圧倒したかがわかる。一八五七年六月二十七日付のマックネイル博士あての手紙でナイチンゲールは次のように書いている。

「サザーランドは彼が当然しなければならない委員会のお荷物になっている問題に手をつけようとはしません。彼には芯がないために、全く仕方のない人間になり下っているのです。それは全く我慢のならないことで、ハーバート氏にぜひ聞いていただきたいというのが今の私の偽らない心境です」

一八六一年九月二十八日付のファー博士あての手紙で彼女は再びこのことを述べている。

「サザーランド博士は一向に私の望む方向へは戻りませんし、もう一度試してみる必要があります。私がその証拠をつきつけてもすっかり慣れっこになっており、彼もまたそう思っているのでしょう。したがって口で言うほど簡単なことではないのです」

二人の間の密接な協力は、彼らが一緒に働いていた三十年間にかわされた数えきれないほど多くの手紙のやりとりが何よりの証拠である。彼らの共働した仕事において彼女はまさしく指揮官であったが、ついぞ表面に出ようとはしなかった。ナイチンゲールが抱いていた目的に関して、サザーランド博士の知識がいかに深く緻密であったか、また彼が彼女に与えることのできた相談相手としての答えがいかに賢明なものであったかを読者に理解していただくために、彼女がクリミアから帰った直後、バルモラルにおいて、ヴィクトリア女王に謁見する直前の一八五六年八月二十五日、サザーランド博士からナイチンゲールにあてた手紙を引用しよう。それは彼が彼女に送った数えきれないほどの同じような手紙の典型の一つである。

「私の親愛なるナイチンゲール女史へ

二十四日付のお手紙をただ今拝見しました。とてもお元気でたくさんの疑問を盛り込んだ長いお手紙をいただいたことを嬉しく思います。すべての内容に関して間違いなく私の胸に収めておきますから、私ができる最善の助言を与えることにとりかかりましょう。

一、あなたのお考えは賢明にもB・H卿（Sir Benjamin Hawes：ベンジャミン・ホーズ）に対して与えられる回答を指摘されているように見えます。あなたは決して拒否されてはならない助言を与える立場にあるのです。病院の看護管理についていえば、そのような管理に慣れていないだけでなく、それに対し偏見をもっている人たちに、よくわかってもらえるように詳細なまでに立ち入ることは、極端に難しいように思います。しかも、たとえ彼らが絶え間なくそのことの理解に努め、いつも実行に移したいと願っていても、あらゆる困難のなかで最大級のもの、すなわちどのように行ったらよいかという技（art）の問題が残っています。よくおわかりのことですが看護は紙の上の科学（a paper science）ではなく、非常に難しい技術（a very difficult art）なのです。したがって、このように考えていきますと、彼らが病院の活動の改善に協力的になるまで、この問題を徐々に、しかも着実に導入していくのでなければ、私たちが共に実行に移そうと熱望しているあの改善の望みはなくなってしまうというのが私の意見です。

二、あなたは求められている示唆に応じまいと心に決めているようですが、それならばなぜ、本国の陸軍病院にこれまでなかった重要な柱、すなわち女性による看護[★13]の導入を申し出ないのですか。それはあなたがしっかりと定義づけておられるのですから、むしろそれを改革と呼ばない方がよいと思います。

三、ナイチンゲール基金については、現在何も活動すべきではないということに私も全く同感です。というのは、今や英国中が沸き返っている際ですから、あなたのお考え

★13　female nursing：女性による看護。彼女の著作、『女性による陸軍病院の看護』（一八五八）にくわしい。

について何か実際的な結論を我が国が導いて行うことができるかどうかわかりませんから。とはいえ、そのことは論議され続けており、私自身があなたから聞き及んでいることから申し上げるのですが、あなたの考えが現実に活動するかたちをとることに対して、私はどんな小さな望みも捨てていません。

四、パンミュア卿に、あなたの東方における経験を全部率直に話してはいかがでしょう。彼は公益事業に利益になるであろうこのような改善を実行に移すことをいつも熱望しています。彼が真に望んでいることは、現実に即した信用できる情報です。あなたが女王陛下に会われる際、あなたの話題は用意していたものとは別のものに変わってしまうでしょう。あなたが伝えたい情報と、実現したい要求とに関してはその場の状況に応じて柔軟性をもってお話しなさるのがよいのです。私があなたに申し上げたいのは、女性による看護の実現に関して非常にきちんとした要求を用意するのではなく、これは前にも申し上げたことですが、代る代る意見を申し上げその場に応じてお話しになり、その流れのなかで申し上げればよいでしょう。彼はあなたが女王陛下にお目にかかった時に陸軍の医療関係の改革にまでは話が及ぶ機会があろうとは思っていません。しかし、パンミュア卿に対しては、こういう話題をもち出してはいけない理由はどこにもありません。この場合にも、あなたが批判している制度上の欠陥を会話のなかでできるだけ制限され、改革の問題については相手から意見を求められるまで触れないようにした方がよいと存じます。事実は常に事実なのですが、助言は感謝されることなしに押し戻されてしまうかもしれません。あなたの場合、それはさけた方がよろしいでしょう。不幸にして陸軍医療部の改革について要求されている事柄に関しては、かなり意見が分かれています。科学的に明らかな欠陥は容易に改めることができますが、あなたの指摘している欠陥はそう簡単に取り除くことができないのではないかと私は恐れています。後者の欠陥は、樹木に例えるならば陸軍という組織全般の上に実った果実のようなもので、その木が枯れてしまうまではこの種の果実を生産し続けるでしょう。しかし一つの慰めは、すべてのヨーロッパの軍隊において医療組織が改善されつつあり、現にこの一世紀の間に測り知れないほど改善されたということです。最近の戦争は英国の陸軍をかなり克明に浮きぼりにしましたので、真実で善良な事柄がいつもそうであるように、あなた自身の行為が人類の進歩の本道として人々に強い印象を残すであろうことを信じ、願っている次第です。

私はあなたのバルモラル旅行が楽しいものであることを願っています。そこはとても美しいところです。また、バークデルにも行かれるのでしょうね。そこではきっと温かいもてなしにめぐり会うでしょう。私は先日、ジェームズ卿と夕食を共にし、あなたの関心事にまで話が及びました。しかし、あなたのお手紙の雰囲気から察しますと、あなたはすでに私たちの考えよりずっと先に進んでおられるのではないでしょうか。

敬具　ジョン・サザーランド」

この手紙は、常識に富んでおり賢明な助言を含んでいる。サザーランド博士自身、クリミアから帰国後、ヴィクトリア女王に謁見しているので、予想されるナイチンゲールの女王謁見について有益な助言ができる立場にあったのである。

三十年の長きにわたって続いた二人の文通の調子はその時々によって変化していった。通常は事務的であり、時に応じて冗談を言ったり、しばしば深刻になったりしたが、情に流されることはめったになかった。しかし、二人の関係に変化が徐々におこってきたことに注意すると興味がつきない。二人が文通し始めた頃、サザーランド博士は自身のこれまでの考えが遠く及ばないようなナイチンゲールの目的の偉大さと、まもなく彼を凌駕した意志力をすでに明確に理解していた。——一八六五年十一月十二日付の手紙で彼はこう言っている。

「昨日付の手紙をいただき、スクタリの東方のどこかのアマゾンの女王に関する神話は今も真実に違いないと思うようになりました。つまり、もしもあなたが昔尊敬すべき集団の女王であったとしたら、アレキサンダー大王でもおそらく勝目がなかったでしょう。あなたの計画は私が期待していたよりはるかに進んでおります。ですから私は委員会のために全力をつくしましょう」

アマゾンの神話を引用したのは、真に的を射ている。数年後には、そういった冗談はあまり互いにかわされなくなった。一八五九年一月十三日付の手紙でサザーランド博士は次のように結んでいる。

「あなたと論争する道理にかなった根拠を見い出すことはめったにありませんが、そのような議論ができたなら、私はいつも嬉しく思うでしょう。今朝のあなたの手紙は開封の状態で着きましたので、重大な秘密が盛られたものが郵便配達人の眼に触れました。

〝お気をつけ遊ばせ〟」

この直後彼は厳重な申し入れを受けたはずであった。というのは、その二日後に彼女から受け取った一月十五日付の手紙で、彼は厳しく叱責されたのであった。次の手紙で彼は謙虚に詫びている。

「開封されていたあなたの手紙に関する私の言葉が過ぎており、あなたを苦しめたことにならなければと思っています。私はただ冗談まじりに言ったまでです。私があなたの母上に書いたことは、あなたについての私の強い心配の単なる一つの表現にすぎません。ですからどうかお許しください」

初めの頃、サザーランド博士がナイチンゲールの健康について心配していたのは疑いがない。彼はいつも彼女の気分を尋ね、しばしば完全な休息をするように助言していた。彼女の心と全生命は仕事にあり、休もうとしなかったし、また休むこともできなかったのである。彼女は休息するよう勧められるたびに体力が衰え、神経質になり、測り知れないほどいらいらした。一八五七年九月にサザーランド博士は、ナイチンゲールの家族の心からの心配と同じように、彼女の健康を気づかって次のような手紙を書いている。この時、彼女はすでにマルヴァーンで心ならずも休息させられていた。

「しばらくの間、私たちすべて、兵隊も何もかも放ってそっとしておいてくださるよう神に祈りましょう。私たちは皆、休んだ方がよいのです。あなたのお好きな牧羊の神[★14]でさえ、疲れが少ないほど音色がさえて美しくなるのです。シドニー・ハーバート氏は、あなたの休息に安心して至上の喜びに浸っているに違いありません。どうかあなたの担当医ガリー博士の言うとおりにして、よく食べ、よく飲んで、考えごとは慎んでください。

あなたがお帰りになったら貴重な議論をしようではありませんか。あなたがここを去る時、あなたの全身の血液が蘇って新しくなることを望んでいるように見えました。そのためにはどうしても一週間はかかるように思えました。あなたは新しい血液をもたない限り、決して働いてはいけません。そして、新しい血液は私の知る限りでは少なくともお茶だけからできてくるわけではありません。私は今、何もかも申し上げたのですから、どうか今後はそれを素直にお聞きになるよう祈ります」

それどころか、一八五七年九月五日付で彼女から長い返事の手紙が来たのである。ナイチンゲールは肉体的にはすっかり衰弱していたとはいえ、精神的にはきわめて機敏であった。

「あなたのお手紙にどうお答えしたらよろしいのでしょうか。ある人が言っています。『自分の命を救おうとするものはその命を失う』[★15]と。たとえ世界を手に入れたとしても、自分の魂を失って後にいったい何が益なのでしょう。つまり「生命」は手段であって目的ではないのです。おそらく、こう言った人は正しかったのです。ですから、私が今ま

★14 pan：ギリシャ神話中の森や羊飼の神。
★15 「自分の命を救いたいと思う者は、それを失うが、わたしのために命を失う者は、それを得るのだ」マタイオスによる福音一六・二五。マルコスによる福音八・三五。ルカスによる福音九・二四。

で行ってきたことの他にどんなことがいったい私にできたというのでしょうか？　つまり、私がこれまでやらなかったことを、どの程度までできたとおっしゃるのでしょうか？　もしも仮に、例の報告に関して私が一歩譲り、それにより私が健康を得たとしても、それが一体私にとって何の益になるのでしょう。この十年間、私の生命を支え続けてきたものを、この夏の十週間の休息とむざむざ交換できるとでもおっしゃるのでしょうか？

そうです。あなたはこうおっしゃるに違いありません。あなたは歩いても、乗り物に乗っても、肉を食べてもいっこうに構わないと。それはそれとして、私たちは香りを楽しみながら食べなければなりませんから、私にこう言わせてください。お医者様！　私は少しでも歩いたり、乗り物に乗ったりすると動悸がして一晩中眠れませんし、そのうえ肉料理を見ただけでも気持ちが悪くなるのです。私がここに着くや否や、人々が私をソファへ横たわらせ、動悸が治まるまで動いてはいけないし、固い食物を絶対とってはいけないと申し渡しました。私は私の親愛なる子犬を思い出しました。子犬は嫌いなことを獣医がした時いつも抗議して卒中にかかったような仕草でほえたものです。さても う動悸がしてきたので書くのは止めます」

このようにしてナイチンゲールは、多くの友人から寄せられた厳しい忠告を、彼女お気に入りのフクロウの死体をカナリアがつついているという幻想に例えるようになり、サザーランド博士が告解者になりますと申し出たとしても、彼女は決して告白者とはならないと言い張ったのである。当時書かれた手紙全体が明らかに精神的過労の産物であった。彼女の長い熱弁に対する博士の返答は、良識のお手本とでもいうべきもので次の手紙を読むと、これはおそらくどの手紙よりもすぐれているように思われる。したがってナイチンゲールが彼を「魂を失った人間」（一八五七年九月七日付）ときめつけたのは、おおよそ見当違いであるといってよいであろう。

「親愛なる友よ
私はあなたの長いおとがめの手紙を拝見して、何と答えたらよろしいのでしょう。死んだフクロウのようにあなたが消え失せ、私が他の慈悲深い人たちと一緒にカナリアのようにあなたをつついているなどと思い巡らすことは絶対に誤りだと申し上げます。つつかれているのはこの私ですが、私はフクロウでもなければ、死んでもいません。あなたの小さなくちばしはあまりにも鋭すぎるのです。もしあなたに対する義務ならば、私は偉丈夫になって喜んであなたの叱責に耐えましょう。あなたに元気になって欲しい。あなたに働いて欲しい。しかし、あなたは働き続け、死ぬことを望んでおりますが、それは正しい考え方とはいえません。あなたの雄々しさと献身に私は心から敬服しております。しかし、ああ何と言ったらよいのでしょう。それにしても、あなたの営みは滅びゆく身体の限界内にあることを私は片時も忘れることができません。ですから、あなたが男性ばかりでなく、時間にさえも打ち勝とうとするむなしい試みを勧めることなど、とても私にはできません。頑強な身体の持ち主がやっとできる仕事をしようとして、一刻一刻死に近づいていくあなたを見ることが私にとってどんなに苦痛で、日夜私を悩ませていることであるか、あなたはご存知ないのです。ただ次のことだけははっきりしています。女性は、男性がしたがらないことを行うことができますし、女性は男性が尻込みする所へあえて危険を承知のうえで行き、苦痛に耐えようとするものなのです。もしも(ご承知のとおり)、委任状が発送されれば、少しは休息がとれるでしょう。これこそ私が願っている唯一の事柄です。現在は衛生などの問題に関して『話し』たり、『書いたりすること』は、人々が死ぬ時にそれらが役に立たないのと同様に愚かなことです」

ナイチンゲールは自分に対しても助手に対しても過分の仕事を割り当てる女性であり、かつ時々誤った批判者でもあった。一八五九年二月八日付の手紙で、サザーランド博士は次のような苦情を述べている。「今朝いただいたお手紙を読み、大変悲しんでおります」。そして翌日、率直に彼女の愚行を嘆いている。「あなたはなぜこのような手紙を私に送ってきたのですか？　一体あなたは私に与える苦痛をご存知なのですか？　あなたの書いた一語一語は私にとって深刻そのものです。私はあなたに関してはすべて信じていますが、あなたは私については何も信じてはおられない。あなたが何を言おうとしても、あなたがその意見の決定者でありまたそうでなければならないのです」

時にはサザーランド博士は、事務所における仕事に追われて、ナイチンゲールに対して行ってきた仕事を優先することがもはや困難と感じたこともあった。彼は辛辣な同僚ナイチンゲールから同情されたことはなかったのである。一八七〇年、彼女はサザーランド博士へ次のように書き送っている。「私は多分これ以上働けないほどの病気に違いありません。しかし、他の人であれば数時間の労働もしないでしょうが、私の衰弱した生命をかけてでも出発を日一日と、優柔不断に遅らせるようなことはしたくありません」。サザーランド博士はやんわりと返事を書いた。「それは数時間の労働ではありません。強制的な仕事なのです。しかし、その仕事をのばす理由はどこにもありません。私が念頭に置いているのは事務的な仕事です」

病気になった時でさえ、彼はあまり同情を受けなかった。その年（一八七〇年）、彼は次のような手紙を受け取った。「お気の毒にご病気だそうですね。その後のことは聞いておりませんが、あなたは私に、あなたが生きているか死んでしまったのかのどちらかだと信じさせようとしているのではありませんか。私といえば忙しくて死んでいる暇などありません」

一八五九年の一月から二月にかけて、彼らの間でどの程度のやりとりがあったかは、その間の手紙の数からだけではよくわからない。その間、サザーランド博士からナイチンゲールあてに、一月十三、十五、十八、二十二日と二月三、七、八、九、十、十二日付の手紙が残されている。この内容の性質から判断すると、間に入るべき日付の手紙、つまりサザーランド博士の出した手紙と同様の手紙が、ナイチンゲールからサザーランド博士へやつぎばやに送られたのではなかろうか。そのうえ、彼はいつも日常の問題について忠告するために彼女の自宅を訪れている。時々、彼女は個人的な面談をし、重要な問題について議論している。しかし、彼はどちらかといえば馬の耳に念仏で、彼女を苛立たせた。時には彼らは二人が一緒にいる時でさえ紙に書いては意思の疎通をはかったものであった。今まで保存されていた断片のなかに、ナイチンゲールから次のような苦情が見られる。

「さて、あなたはそこに坐っているつもりですか？　私はあなたに大声を出そうとして前屈みでいたため、木曜日と火曜日はひどく具合が悪かったのです。あなたはB・F（バートル・フレアー）卿が私に何と言われてきたか、山ほども私に書かせようとしていな

――がら、あなたは私に一言も口をきこうともしないのですから」

ある時、彼女は次のように書いている。

「ごもっとも、私があなたに何を話してもあなたは『もうそれはわかってます』と、こうでしょう。朝、あなたはこのような応答を十五回もやりましたね。なんて、まあ!! あなたって人は！　私がそのことをお聞きしたいのに、どうしてわからないのですか？

――このわからず屋！」

時々彼は面会を許されないこともあったが、その際には彼らは別々の部屋の間を書面でやりとりした。ある場合には保護紙が用いられたが、そのなかに次のような文章で結んでいるものがあった。「あなたの男らしさはどこへ行ってしまったの？」これはおそらく、「男らしさ」すなわち忍耐が切れたことを示すのであろう。二人のやりとりを熟読すると、医師としてサザーランド博士はナイチンゲールがとりかかっている事業のほとんどについて忠告している。彼女は一度、家庭でおこる医学上の問題を解決するために、彼に意見を求めている。「袋に入れた丸薬など一体何に効くのですか？　あなたは看護という女主人に仕える女性がこんな疑似薬を飲むとでも思っているのですか」。これに対して彼は彼女にやはり医師のもとへ薬を取りにやらせるように助言し、「おごり高ぶる者は神から離れる」とつけ加えている。

ナイチンゲールは物事の詳細を把握すること、統計資料を収集すること、種々の動機を推定すること、そして特性を判断することについて驚くべき力をもっていた。しかし、問題の要点をつかみ、物事の全体のつり合いをより明確に見抜き、理論的な結論を具体的な手がかりにもっていくのは、サザーランド博士であった。彼女はおびただしい意見の交換と、受け取ったメモによって「もみがらから小麦へ」〔取るに足らぬものから良いものへ〕移っていき、次第に彼に頼るようになってきたことがわかる。彼は現実的で、しかも誠実であった。そのために彼女は彼の判断に完全な信頼を置いていた。一八七一年十二月、ナイチンゲールからサザーランド博士あての手紙——。

「私は新聞の論壇に、これまでの数巻の報告書に関してその要約を書くように依頼されています。もしもあなたが私のために一連の原則を選んで記してくだされば（かつてインディア紙の手紙欄に書いたように）、それを参考にして私自身のスタイルで、この件に関し詳しく書いていこうと思います。そして、そのようにそれにとりかかろうと思っています」

彼女は彼に頼りきっていたので、彼が遠くへ出かけていた時にはすっかり途方にくれていた。一八六六年一月十九日付、ナイチンゲールからファー博士あての手紙——。

「サザーランド博士はアルジェリアへ派遣されています。したがって、私は私がしなければならない仕事の他に彼の仕事まで抱えています。それはちょうど、それぞれ百万の仕事にとりかかっている二人の男のようなものです。一方が急に仕事から手を引いたとしましょう。残った人は骸骨のように身をすり減らしますが、しかし二人でならやれる百万の仕事の遂行すら間に合わせることができません。よく考えてもみてください。サザーランド博士は世界が自分のために回転し、すべての仕事は自分が戻るまで停止しているとでも思っているのでしょうか」

ナイチンゲールは驚くべき表現力と論理的思考力に恵まれていたので、サザーランド博士のわかりやすい、分別のある文章に流暢な言語の衣をまとわせることができた。彼女の偉大な名声もあって、彼女が何を書こうと注目を受けたのであった。しかし、彼女の議論と政策は、一人の事実を直視する医師、サザーランド博士の意見によりかなり具体化されていたことを忘れてはならない。彼の現実から離れない態度は、想像力に富んだ同僚ナイチンゲールから、かつて「魂を失った人」ときめつけられていたものである。彼女の有名な『看護覚え書き』をどのように書いていくかについて、彼は最も有益な忠告を与えていた。『覚え書き』を書き始める前に彼は次のような忠告を書き与えている。

──「もしも、あなたが看護師になろうとしている人々のクラスで教えるようになったら、あなたはもっと単純にならなければなりません。つまり、事例をもって訓話的にできるだけ短く、やさしい文章で、あまり深く考えなくても、良い看護師になくてはならない要素、すなわち常識（common sense）に訴えるように書くこと、これがこのような手引き書を書くについての全体的に通じるやり方だと私は信じています」

彼はこの手引き書の草稿を見て、さらに次のように書いている。

「最初の頁の教訓を少し柔らげた表現にしてはいかがですか。なぜなら、これらの教訓は名のある人たちによって反駁されるかもしれないからです。そしてそういう批判、とくに医師側からの批判があなたのやろうとしている改革に支障を来すことになりはしないかと恐れるからです。重要なことは医師たちを怒らせないことです。もし私があなただったら、私は世論に合わせて進んでいくでしょう。あなたの看護に関するすべての考えと、あなたのこれまでのすべての経験を書き表わしなさい。その順序はどうでも構いません。大切なことは、その考えを具体的な形にもっていくことです。この論文には非常に価値のある、しかもそれ以上のことを示唆する多くの内容が含まれています。私が思うに、看護の異なる形態の区別につれて、例えば病院看護、派出看護師による家庭看護、母親や姉妹による家庭看護についての違いをもう少し詳しく述べた方がよいでしょう。そして、私にはごく親しくなじみ深いものと感じられるあの看護の活動に関して、いくつかの言葉を加えてくださったらと思います。例えば、貧しい人々の自宅における看護とか、慈悲深い女性は静かでもったいぶらず、気どらず、右手によってされることを左手が知らない★16という仕方などです。すべての人の心に訴えるような実際の有様をあなたは描写してみてはいかがですか」

彼は次の実用的示唆で締めくくっている。

「私が思うに、これがこのような手引き書を書く仕事を推し進めるのに最も確実なやり方です。これこそ、基金に対する遺産になるでしょう。とにかく仕事を進め、思い浮かんだ考えがどのような次元のものであれ、その考えのすべてを寄せ集めれば、その後であなたはいとも容易にそれを切り捨て、整理することができます。あなたの今の健康状態ではこれが一番疲れない手順でしょう。私どもは学校に受け入れられている『通常行われている事柄』を知りたいと思っているのですから、そのこともお忘れなく。神のご

★16 「施しをする時は、右の手のすることを左の手に知らせてはならない。それは、あなたの施しが人目につかないためである。そうすれば、隠れたところで見ておられる父が、あなたに報いてくださるのだ」マタイオスによる福音六・二～四。

加護により、あなたがこの仕事をなさる力を与えられんことを」

彼らの一般の人々への健康教育活動は、その途上で当時の官僚界から大反対を受けた。一八五九年二月、サザーランド博士はこのことについて意見を述べている。

「このことすべては私たちにとって喜ぶべきで、疑い深い愚か者たちの身に応えるような何かがあるならば、私たちは片付けなければならない彼らをこらしめてやらなければなりません。愚か者とは何の長所も能力もなしにある社会階級からの任命を受け、そこで一生を過ごし、役所でじっとしていて給料だけを引き出し、あらゆる改善には全く手を付けようとはしない輩です。これは後日役立つであろう愚か者たちの新しい定義です」

ナイチンゲールがサザーランド博士に深い尊敬の念を抱いていた何よりの証拠は、彼女がもう長く生きられないのではないかと思った時、個人的書類の後始末を彼に依頼していることである。一八六二年二月のことであった。

「サザーランド博士、この人物に私の所蔵している職務上の本、原稿、返却すべき書類、インドへの回答（返書）等、これらは政府委員と役所に所蔵されていますが、これらすべてを集めて彼の所有としてください。それから私のもっている官報類、その他の本（委員会と委員会の仕事の参考になるものですが）を選び分けてください。また植民地の学校と病院に関する論文、協会の統計資料による答申に関する論文――この資料は彼とファー博士が最もよいように使ってみたいという切なる要望に基づいて作られたものです。そしてサザーランド博士に私の『病院覚え書き』の編纂を切にお願いいたします。この本は一年前にクラフ氏が私のためにパーカー社と出版の約束をしてくれたものです。内容は、クリミア戦争に関する部分はすべて省き、彼が何を望もうとも看護師と病室管理、看護管理全般に関する部分はいささかも変更しないようお願いいたします。それから編集についての金銭的な報酬はサザーランド博士がお受け取りください」

彼女は一八六九年にもう一度、自分はもはや生きながらえないのではないかと感じた時、同じような要望をしている。

サザーランド博士は、私たちが知る限りでは病気に関する〝病原体〟説を決して受け入れず、同様にナイチンゲールもその見解に、仕事を通して精力的に全生涯を通じて反対し続けた。しかも、このような彼女の立場は親しい友人、例えばファー博士やパークス氏が病原体説という新しい教義の一部が真実であることを認めざるを得ないと感じていたにもかかわらず続いたのである。

ナイチンゲールとサザーランド博士の際立った協力は、彼が八十歳になり、そろそろ引退しようと考えていた一八八八年まで続いた。彼は引退後間もなく、一八九一年（七月十四日）に亡くなった。彼の最後は、エドワード・クック卿によって次のように記されている。

「晩年彼はひどく弱り、読むことも話すこともできなかった。しかし、サザーランド夫人の伝えるところによれば、ナイチンゲールから彼あての伝言を受け取った時、夫人が驚いたことにはもう一度起きあがって手紙を全部読んだ。そして言った。『彼女に私の愛と祝福を与え給え』と。これが彼の最後の言葉であった」

第3章

クリミアの医師たち

ナイチンゲールがスクタリに到着した時、陸軍軍医将校たちは、初めは彼女に対して敵対したという言葉が適切でなければ、全く無関心に振る舞ったのであった。ごく一部の人々であったが、彼女がスクタリに来ることに反対していたので彼女の行く手に無理難題を投げつけたのであった。このことは全く驚くにはあたらない。これまで女性が海外に出て看護活動にあたったことがなく、まったく不慣れな環境にはたして適応できるかどうか疑わしかった。軍医たちの誰もがナイチンゲールが卓越した管理能力をもっていることを知らなかったか、あるいは知ることができなかったのだし、したがって彼女の強烈な息の長い活動力と責任に対する際立った能力を知っている人は全くいなかったのである。彼女は規律のあり方と必要性を完全に理解しており、また自分の行動を几帳面に規則に一致させたのである。病棟責任者としての軍医の要請なくしては、彼女自身どの病棟にも立ち入ることを拒んだし、同様に部下にも病棟に立ち入ることを許可しなかった。しかし、この状態はそう長くは続かなかった。手のほどこしようのない病人と負傷者が病棟へ送られてきたので、軍医たちは彼女の助力を求めざるを得なかった。一旦彼女が援助の手を差しのべると、その行為は感謝され歓迎されるようになった。スクタリ到着の十日後に、彼女はウィリアム・ボーマン博士（後に卿）に次のように書いている。

「私たちは医療部門の管理者たちに恵まれています。そのうち二名は野獣のようですが、四名は天使です。それゆえ男性職員を悪魔にするか天使にするかというのが一つの仕事です。女性たちについても同様です。看護助手についていえば、彼らはすべて仔熊のようなもので、他の兵士が戦場で最後の息を引きとろうとしているのに、彼らは新しい患者が送り込まれて食事が中断されるのにいらだち不平をいう始末です。しかし、親熊は仔熊をなめて育てるといいますが、親熊になめてもらったことのない仔熊たちはどういうわけか知りませんが、善良な一人前の熊に成長します。確かにそういう年寄り熊は善良なのです」

看護に熟達していることと、それ以上に素晴らしい管理能力によって、ナイチンゲールはすぐに確かな地位を獲得した。一八五四年十二月十五日付の手紙のなかで、「私は医師たちの信頼を得るために骨折っています」と述べている。

純粋に看護という観点から見れば、彼女は医師たちによる厳しい挑戦を再び受けることはなかった。それどころか、看護の総責任者以上の立場をもっていた。彼女は理想をもった女性であり、すすんで活動できる状態の下で、第一線に出てどうすれば病人と負傷者を看護できるかをわきまえている貴重な能力をもった最初の女性識者であったのである。彼女は陸軍の医療看護業務の実態をつぶさに見て、これらの業務の欠陥を直すことにこれから先の長い人生を捧げようという、消すことのできない何ものかが心のなかに深く刻み込まれたのである。その頃、彼女は病院の環境改善に全力を投入しており、引くに引けない事情で、面と向かって衛生局の責任者ジョン・ホール博士（後に卿）と彼の部下たちと衝突することになった。

中近東に到着して三週間後に、ナイチンゲールは陸軍大臣シドニー・ハーバートに私信を送っている。そのなかで仕事の憂慮すべき状態について書き記し、葛藤の原因について明晰な意見を示している。

「ここでの失敗は軍医将校によるのではなく医療以外の必要物資を供給する部門が分離されていたためで、しかも調達部門の担当官が不足しているからです」

彼女は患者の必需品の調達がひどく遅れていることに気付いていたが、しかも在庫があることがわかっていても供給を拒否されることがあった。幸い彼女は自由になる個人的な資金をもっており、またタイムズ紙の基金をとり仕切っていたマクドナルド氏から多大な援助を受けていた。それを用いることによりコンスタンチノープルの市場でたくさんの必需品を購入することができた。彼女は物品調達官、すなわち兵站《へいたん》部の担当官と医療部門の責任者がコンスタンチノープルで物品調達が可能なのになぜそうしないのかわからなかった。陸軍の組織自体が緊急の要求に対応できないようになっているという事態は、彼女には何ともくだらないことに思えた。彼女は意地悪な反対に出合った時でさえも、その人が医療関係者であろうとなかろうと個人的な反感をもつことなく仕事をした。また特定の人をえこひいきするようなこともなかったのである。

ナイチンゲールが始めた初期の改革は、軍医の業務を助けるために計画されたものであって、病棟の衛生兵（orderly）の適切な制度に関するものであった。古い制度の下では、彼らは病棟の軍務にのみたずさわっており、彼女の言葉を借りれば「病院に関しては何も知らない」

状態であった。しかも、彼らはいつでも連隊に呼び出される立場にあったから、病棟に関する経験の深い者が継続的に業務にたずさわるという保証はなかった。ハーバート氏あてのナイチンゲールによる陳情によって、一八五五年九月医療職員兵団（Medical Staff Corps）の再編成に関する王室通達が公布されたのである。この通達によりはじめて、業務のためにとくに選ばれたよく訓練された病棟担当兵を置くことができるようになった。

いつも彼女の念頭にあったのは、衛生状態全般に関する問題であったから、彼女が働いていたバラック病院（Barrack Hospital）の病棟の衛生状態のひどさに衝撃を受けた。まず驚いたのは、一目で非衛生的とわかる病棟の状態に軍医たちは何の文句も言わないばかりか、改善の努力さえしようともしないことであった。一八五五年一月八日付ハーバート氏あての手紙で彼女は次のように書いている。

「あなたは、現状がどんなにやっかいであるかという実態をお聞きになったことがないでしょう。軍医将校たちの考えといえば、もしも自らを裏切るようなことをするのならば、『彼らの不始末が個人的にも公式に報告されること』になりかねないというのでしょう。私は業務上の信用を失うことを恐れて真実の報告を放棄しているよりはむしろ、数百人の人たちが死んでいくのを目のあたりに見ているので、これらの担当官にいささかも同情する気にはなりません」

ナイチンゲールの見解は、彼らが上役から悪い報告を受けるのを恐れなければ、軍医将校は切実に求められている改善に対し最善をつくしてやり遂げるだろうというものであった。彼女は数名の人が自分の見解に同意し、改善に対する計画に協力し、彼らの能力の最善をつくそうとしているのを知った。マックレガー博士はこのような協力者の一人で、患者の受け入れについて病院に臨時の仮病棟を用意するための彼女の親身な努力に対して絶大な援助をした。彼女はシドニー・ハーバートにマックレガーを監察長官代理に登用できないものかという私信をしたためており、後にこれは実現したのであった。マックレガーはこの地位につくと彼女に対して好意的ではなくなったし、彼女にそう頻繁に相談しなくなったし、彼女に対してそれほど好意的ではないある役人の側に力を貸すようになってしまった。

スタフォード氏に煽動された尋問が行われている時、ナイチンゲールは本国へ手紙をだし、委員会に呼ばれるのなら実情を証言してくれる医療担当官が大勢いると述べている。さらにアレキサンダー陸軍少将の他に、彼女は事件の状況の真の原因を述べてくれるとあてにできそうな三人の一等幕僚軍医と二人の連隊所属の軍医の名前をあげた。彼女はこれらの人々と同じことのできる人たちが他にも大勢いることに疑いをさしはさむ余地がないと付け加えている。また一部軍医将校たちのやり口に対して厳しい考えをもっていた。

「私のことについて彼らは真実でないことを承知のうえで、しかも私が真実でないことをすでに知っていることを百も承知で報告書を書いています。しかも、全陸軍において実用化され現監察長官によってほとんど完璧に実行に移されている極秘の報告システムという隠れみのの下で。その完璧さというのは本来誰かよその人の雇い入れや、一般に主任の代理監察官の採用について必要なものであって、その候補者に関する事柄について証明を与え、衛生兵としての適性の証拠等を集めるために大切なものでありますが。あの監察長官が私を中傷したこと、そしてあの論争が私自身のものと人々から思われるのを恐れて、実は軍医たちの論争なのにそれを私がとりあげるのを妨げたことは、とても残念です」

しかしながら、一部軍医将校はナイチンゲールとその支持者たちが大げさすぎたことを悔いていると思っていた。この問題については、一方の側の資料しかないと考えられていたが、筆者はアレキサンダー・ドラモント卿の好意でダビッド・グレイグという若いスコットランド人が本国に出したいくつかの手紙を見せてもらった。グレイグはクリミアからナイチンゲールと同じ船に乗り合わせ、しかも彼女の宿舎に近いバラック病院に住んでいた。彼の手

紙は筆者の知る限りではこれまで公表されたことがない。最初の手紙は一八五四年十二月三十日付でスクタリのバラック病院から出されている。そのなかに次のようなくだりがある。

「ついでのことですが、十二月十六日付『イラストレイテッド・ロンドン・ニュース』をご覧ください。スクタリ病院の一部の情景が出ています。それは一つの通路で、この情景はナイチンゲールの宿舎の入口から見たもので、ちょうど私の住んでいるところから見たのと同じです。この写真はあまり感心しませんが、場所については大体の様子を頭に描くことができると思います。通路は高くも低くもまたそう広くもなく、二列のベッドの間に二～三フィートとってあるにすぎません。しかし例の写真では八～十フィートあるように見えるでしょう。写真の右側には通路にかかった第一番目の門があって、一人の男が戸口に入りつつある、あるいはまさに入ろうとしているのがおわかりでしょう。あなたは私の宿舎に入ろうとしている男、それが私だと思われるかもしれません。ベッドが私たちの宿舎のドアの近くに置かれているものですから、夜私たちが寝ているとき当然患者のうめき声が全部聞こえてきます。しかし、普段私はぐっすり眠っていますのでそれによって安眠を妨げられることはありません。

ついでながら、あなたはナイチンゲール嬢について私にお尋ねになりましたね。私は、彼女の職業も人となりについても何も知りませんでしたが、ヴェクティスの航海以来彼女と知り合いになりました。彼女はとても親切なレディで、そのうえ年に八、〇〇〇ポンド（ママ）の収入があると皆でうわさし合っています。看護師はすべて彼女の監督下にあり、時々病棟で彼女の訪問を受けます。もしも患者のために看護師が必要になると、ナイチンゲール嬢が差し向けます。病院のいろいろな場所に彼女らは毎日通い、患者の衣類を着せ替えたりしています。しかし、そうするためには少なくとも病院は五十倍の人数を必要としているのです。ナイチンゲール嬢は彼女らを厳しい監督の下に置き、また彼女らは実によく働きます。しかしこのことはその気になれば病棟にいた衛生兵（看護師のようなことをする兵隊）にもできたことです。

今日ナイチンゲール嬢のちょっとした挿話の情景を目撃しました。彼女は私の担当の重症患者たちを訪れ、足を射抜かれた男に尋ねました。『重湯にしましょうか、それとも大麦湯にしましょうか』。彼はしばらく考えた後、答えた。『あなたにとって同じことならブランデーと水をください』と」

ダビッド・グレイグ氏はバラック病院を去り、コウラリーに着任した。一八五五年七月二十二日付で本国に次のような経過報告を送っている。

「七月十一日付の速達便をただ今受け取りました。私は六月十八日付タイムズ紙の見出し『クリミアの傷病兵は見放されている』から抜粋した手紙を見てすこぶる遺憾に思います。それは初めから終わりまで嘘でかためられ、本国の善良な人々に警告するために計算されているばかりでなく、医療関係そのものを傷つけています。私はあなたにこのことを言わなければならないことを甚だ遺憾に思います。私はスタフォード氏よりも長くスクタリ病院におりましたが、そこで彼の言うような状態を見たことがないということを言っておかなければなりません。この記事を書いた紳士はとてつもない思い違いをしているか、さもなければ途方もない愚か者に違いありませんし、医療関係者から〝詐欺師のマーチ〟を追放しなければなりません。彼は『コップ、水、食べ物、外科の副木等もなかった』と言っていますが、どうしてこのようなことが言えるのですか。彼はそのような品物が必要な時に、どこで手に入れるか知らなかっただけです。私は患者にとって有益なもの、例えば牛の足のジェリー、レモンジェリー、スープ、亀のスープ、それにシャンペンさえも入手でき、それをもらって無駄にしたことはありません。つまり正当な方法でいけばすべてのものが手に入るのです」

この手紙を読んでみると管理上の失策に対する証拠が十分でないのに気付くであろう。しかし、この手紙は少なくとも新聞で描写されているほど悪い状態がどこでもおこっているのではないことを示している。

この問題についてもっとくわしい証拠資料は、ミルバンクのR・A・M・Cカレッジの図書館に保存されている。このカレッジ当局の好意により筆者は、当時外科助手アーサー・ヘンリーが本国の両親に送った手紙を読むことを許された。彼はバラック病院において不平不満が出始めた頃、時折手紙を書いていたのである。彼の記述は、直接病院で知った知識に基づいたものである。一八五五年一月二日付、その頃病院は最悪の事態に陥っていたが、手紙の次の部分からその事態を明瞭に知ることができる。

「私はスクタリの大病院の視察に行き、そこで患者たちと設備の快適さにすっかり気を良くし、また提供された宿舎の広さと立派さに驚きました。患者たちは病棟の中にある長い通路に間を置いて寝かされ、すべてが清潔でよく換気されています。それはサルタン騎兵中隊の立派な兵舎で、壁面にそってよくできた手すりが付けられています。兵舎としたらその設備はよくできており、信用を置くに足るものです。それは私がトルコで見た唯一の良いものです。野戦病院としての目的からは広さと急遽ここを選んだという点を考慮に入れれば、この病院は考えられる限りほとんど完全なものといえましょう。しかし、現在不幸にも質の悪い熱病が流行し、多くの患者はあの世へ行ってしまいました。
私はナイチンゲール嬢に会ったことはありませんが、数名の同調者（sympathizers　私はそう呼んでいるのですが）には会いました。彼女らは全員飾りのない黒いウールの服を着、未漂白の麻のエプロンをつけ、スクタリ病院と赤で刺しゅうしたスカーフを肩に左から右へかけています。それはいかにも勇敢なユニホームに見えます。彼女らは粗末な靴をはき、とてもおとなしく見え、自分たちの仕事に対しては明らかに誇りをもっています。当局の人々が言うには彼らはとても親切で種々の善行を施しますが、それは彼ら独自のやり方で行われます」

スクタリの病院の不満足な状態、公の新聞をにぎわした要求、議会での質疑等、ナイチンゲールからシドニー・ハーバートへ送られた私信をまつまでもなく、このような不衛生な状態について、戦地の状況に関する報告を受け取る衛生委員会（Sanitary Commission）でも正式の議題としてとりあげることになった。一八五五年二月十九日付の委員会の通達によれば、当委員会が次の職務を遂行することとなった。「該当する病院のすべての部門の視察、排水と換気の状況と充足性、水量と水質の点検を行うこと、次にすべての衛生状態が健康回復のための内科・外科的処置に対する機能を発揮するために空気を浄化し、患者の過密状態を解消し、これらを実現するための条件を決定する」ことである。委員会の構成はサザーランド博士、ヘクター・ゲビン博士、ロバート・ローリンソン氏であった。サザーランド博士はすでに医学衛生学の専門家で、彼がナイチンゲールと懇意になったのは委員会の仕事に従事している時であった。彼女は委員に有用な情報を多量に提供できたし、またよろこんでそうしたのである。それに基づいて委員たちは軍医の最高責任者ジョン・ホール（後に卿）の働きを無視して諸病院の衛生状態を正当に批判することは難しいと判断したのである。

ナイチンゲール女史とホール博士

ナイチンゲールが戦争という緊張のもとで身体の不調におちいった人の典型としてホール博士を見ていたというのは疑う余地のないことであったし、ホール博士の側でも彼女のことをすべての点で次第に自分の権威を損なう邪魔者とみなしていた。これら二つの見方にはどちらにも真実があった。

クリミアにおける医療上の失策が新聞に公表されたことがすべての原因ではないにしても、このことが主な原因でホール博士はとがめられ時折非難された。しかしこの問題に関する彼の見解はほとんどかえりみられなかった。ナイチンゲールが彼女の支持者である陸軍省の強力な後押しにより、彼を攻撃してくるのに激憤したのは事実である。彼は彼女の仕事を非難し、彼女をクリミアから追い出そうとたくらんだとしても、おそらくありそうなことである。しかしながら次の点は注意する必要がある。彼女の側では軍の規律から自分が逸脱しないよう注意深く振る舞いつつ、規則的に陸軍大臣に対して長い極秘書簡を送っており、そのなかで病院の衛生状態、料理法と食料の配給方法、必需品の利用状態についてきわめて厳しい言葉で批判していたのである。このような批判すべては軍医将校の最高責任者ホール博士に重々しくはね返ってきた。一方、彼は自分に対する責任の詳細を知ることができなかったし、その時点では公に弁明することもできなかった。若い軍医将校の書いた秘密の報告書を摘発した張本人〔ナイチンゲールのこと〕が本国の陸軍大臣あてに報告書を送り、その内容が間接的に軍医最高幹部〔ホール博士のこと〕に責任がはね返ってくるという事態は多少の矛盾ではないだろうか。

ホール博士はただ一度だけアルマの戦いの直後にスクタリの病院を訪れ、軍医総監あてに「病院は期待したとおりの良い状態にあります」という報告書を送った。インケルマンの戦いの直後に前例のない試みとして設けられたばかりのこれらの病院をナイチンゲールは初めに見ているのであるが、彼女はこの報告書を全く評価していなかった。ホール博士は陸軍在籍四十二年にも及び、最も古い学校で学んだ軍医であった。時の軍医総監の人物説明にはこうある。「彼はたまたま軍の監察長官代理であったため登用されたもので、カフィールの戦役では四～五年の間軍医将校の最高幹部をつとめた男である。彼は高度な専門知識を身につけ、偉大な観察力をもち、高い教養のある知性の持ち主である。彼はその道の専門家として全陸軍から広く尊敬されていたのである」

ホール博士に戦場に赴くよう命令が発せられた時、彼はインドに駐在していた。最初ブルガリアのバルナへ送られたが、そこは軍隊がはじめて上陸したはなはだ不健康な土地であった。そこではどの部隊でもすでに多数の病人が続出していた。スクタリへの軍隊の移動が決まった時に、彼は移動に伴っておこる出来事については十分な注意を与えられていなかった。したがって当然おこるべくしておこったことであるが、スクタリの病院において必要な医療部門の輸送と大量な医療関係の必需品はどこかに紛失したりとり残されてしまったのである。このような混乱はホール博士の管理責任以外のことのように見えるが、この混乱がスクタリで医療必需品の不足をもたらしたのである。

現代の標準ではホール博士は無能とみなされるだろうが、当時の標準ではそれほど厳しい

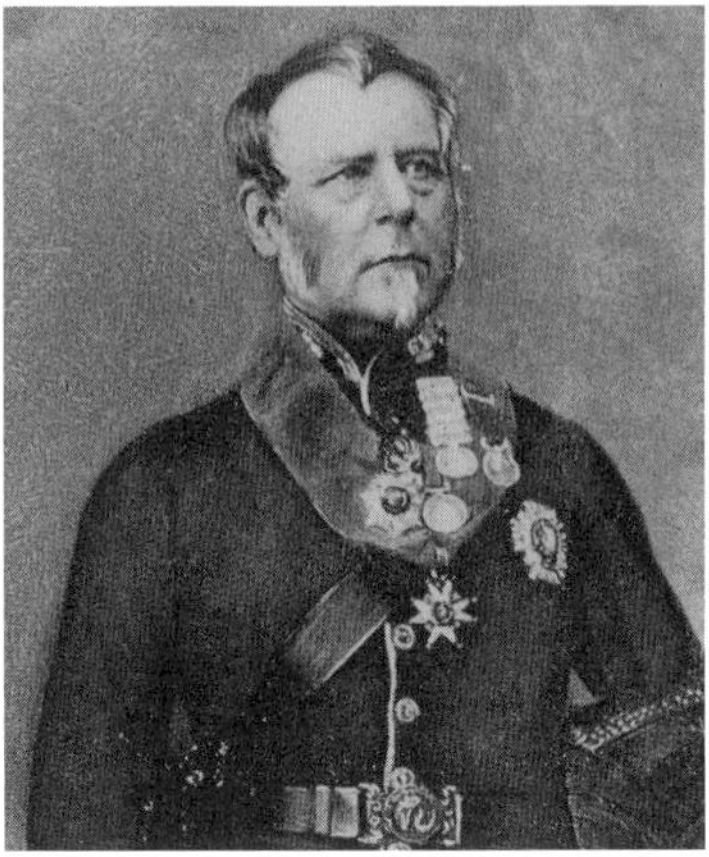

ジョン・ホール卿，クリミア軍医総監
（1795 ～ 1866）

判定を下されないかもしれない。よりによって、当時の誰よりも普通病院の事情に精通し、しかもこれまで見る機会のなかった戦争という大事件、大異変に触れたばかりのナイチンゲールから批判の対象にされたことは、なんとも彼にとって不運なことであったといえる。

当時陸軍の組織は承認された命令系統以外どんな行為も許されなかった。若い将校は決められた業務以外何もすることはできなかったし、たとえ軍医将校の最高幹部であっても医学上の制限された業務以外は、行政的な力をほとんどもち合わせていない現状であった。彼らは病院の用地ですら通常は選ぶことが許されていなかったし、病院の建物を必要に応じて変更するなどということは最も困難なことであった。スクタリの病院用地はホール博士が選んだものではなかった。その管理に関する全組織は、平和な時代にはまずまずの程度に機能していたかもしれないが、戦争という緊急事態では融通性が全くなく、クリミア戦争がこのことを如実に証明した。クリミアの混乱に関する記録を知っている人たちは誰でも次の文章を読めば、エドワード・クック卿の思慮深い判断に共鳴するであろう。

「私としては、たくさんの記録を読んだ後、ホール博士は誤った地位についた犠牲者だと思えるのです。彼はインドに駐在していた時、クリミアの軍医監視長官に任命され、しかるべき準備を考えて現場へ到着することができなかったのです。ナイチンゲール女史は彼女の判断に公正を欠いたり私情を交えたりすることは決してしませんでした。ホール博士は彼女の法的地位に反論し、彼女の干渉に憤慨しました。彼女は彼と闘い、結局は彼をうち負かしました。しかし彼女の手紙のなかには、彼が多くの点で職務に忠実であり、高い能力をもっていたことに敬意を示すくだりが数多く見られます。彼と彼女の関係が個人的に友好的ではなかったというのではありません。しかし、彼女は彼のなかに一貫して自分に対する対立的な態度を見てとっていたのです」

サザーランド博士によって書かれた衛生委員会の報告書は陸軍医療部門に何の責任も問うておらず、次のように述べている。〝何人にも咎が帰せられないことを望む〟。しかし、ホール博士は自分にふりかかってきた批判の数々を非常識な形で受けていたわけではなく、それに対する回答を公にしていた。サザーランド博士の答えは、ホール博士に第二のパンフレットを公にさせたが、そのなかでホール博士は委員会の見解に対して彼自身の地位がどういうものであるかを次のように要約している。

「貴委員会におかれては、当医務局の次の現状をご理解いただきたい——前線にあるという名誉にかけて、実質的に遂行したことの少ないことを憂いつつ、さらに遂行上の諸困難をのりこえつつ、当医務局は軍務の緊急性と軍命令に統制された諸通達に従い、前線における医務を果たして参りました」

この抗弁には真実がある。

たとえ悪意でないにしても、ホール博士とナイチンゲールとの間には著しい思い違いがあったが、それは陸軍省の通達のあいまいさから生じたものであった。彼女は〝トルコの英国陸軍病院において、女性の常勤看護編成総監督〟の職務を引き受けることを承諾したのである。詳細な通達は次のとおりである。

> 「あなたがここへお着きになったら、ただちにスクタリの病院軍医長（Chief Medical Officer）と連絡をおとりください。あなたは彼の命令と指示に従って仕事を実行してください。看護師の配置、出勤の時間、特別の仕事の割り振り、これらすべてはあなたに一任されていますが、軍医長の許可と承認が必要です」

これは広範な権限であるが、「トルコにおける」という言句により制限を受けている。厳密に言うならばナイチンゲールの権限はクリミアへは及んでいないということである。

一八五六年の初め、彼女はクリミアの病院における二人の看護師の配置についてパンミュア卿に対し公式な形で告訴している。彼女の説明によれば、その配置は彼女に相談なしにジョン・ホール卿の承認を得たものであった。そこでパンミュア卿は事件の様子を伝えるために個人的にレフロイ大佐に報告すべく手紙を送り、レフロイ大佐の助言によって卿はナイチンゲールの地位をきっぱりと明確にした「将軍命令」を発布させた。「将軍命令」は一八五六年二月二十五日付でウィリアム・コドリントン卿に伝えられた。その内容は次のようなものであった。

> 「東部の陸軍病院の一つに女性看護師たちが派遣される事実があったが、それは女性看

護師の編成総監督の女性の賛同なくして他の医療担当者によって派遣されたものであることを戦時担当国務大臣はよく了承している。閣下は軍の指揮官に次のような緊急通知を発送したが、その趣旨は将軍命令の発効を要望したものである」

（将軍命令は以下のとおりである）

「陸軍軍医当局は、公的に私が認識しているようにはナイチンゲール女史の軍における地位を正確に理解していないように見える。それゆえ、私は陸軍の通知に関してと同様に、このことについて簡単に説明しておくことは必要であると考える。すなわち、かのすぐれた女性の軍における地位に関してである。ナイチンゲール女史は王室政府によって陸軍の戦時病院の女性看護師編成の総監督として認証された者である。

ナイチンゲール女史に相談なしにはいかなる地位の看護師、篤志女性、修道女も病院へ配属してはならない。彼女の指示は彼女に帰属する職責の実行にあたっては、軍医将校の最高責任者の承認を必要とする。

軍医将校の最高責任者は、女性看護師編成に関するすべての事柄に対してナイチンゲールに連絡をすることにし、ナイチンゲールを通じて彼の指示が与えられる」

ナイチンゲールが告訴に踏み切ったために、この命令が発せられたという事態に注意すべきである。命令の通達が行われるやいなやジョン卿はただちに次のような威厳ある回答を寄せている。

「クリミア野営軍事司令部にて　一八五六年三月十二日

パンミュア卿からの至急便（一八五六年十二月二十五日付　№一七〇）に返書します。閣下は次のように述べておられます。『私はナイチンゲール女史によって注意を呼びおこされたのであるが、クリミアの修道院病院へごく最近軍医将校の最高責任者の命令により二人の看護師が派遣されたが、事前に女史に対し何らの連絡もなかったということである。彼女は戦場における唯一の女性看護師編成総監督者として、王室政府から認証されている。以上のような経緯が規則から逸脱していることをジョン・ホール卿が注意されたいと私が指示しておかなければならない。そのことが同時に将軍命令の公布によって原状復帰されるが、これによりナイチンゲール女史の正当な地位は護られるであろう』

以上の通達に対し、私は戦時担当国務大臣に、次のように述べても差しつかえないと信じているものであります。すなわち、私はナイチンゲール女史の一八五五年十月二十七日付の親書によりそうするようにすすめられたのですが、同封したその親書の写しとそれに対する私の返書をご覧になればおわかりのとおり、私は修道院病院に看護師を採用したことは決してありません。さらに他にどんな目的があろうとも、現在採用された看護師およびかつて採用された看護師のいずれもナイチンゲール自身によってスクタリから派遣されたものに違いありません。このことは総師長ウエアー女史から送付された次の記録によっても明らかであります」（以下、上記のことに関連した記述と記録が続く）

「ナイチンゲール女史の地位は、今や陸軍軍医将校によって完全に理解されています。しかし、私は次のことを付け加えておかなければなりません。彼女の使命は単にスクタリの病院に関するものであるという一般に周知の事柄についても、私は本国の当局から彼女に関する的確な権限の公式な通達を現在まで受け取っておりません。私が戦時担当国務省からただ今連絡を受け取る時点まで、たとえ陸軍病院の緊急事態のため二人の看護師を採用したとしてもそれは医療部門の長として陸軍における私の職権を越えているとは決して考えておりません。閣下が私の職権に関する軽率な行為であるとするこの行為につきまして私ははっきりと次のように述べさせていただくことをお許しください。つまり今問題になっている出来事について、私は指一本動かしておりません。閣下のご注意に対して思いあたることで私が記憶している事実は、ウエアー女史が修道院へ付添いとして同道する人を探しあぐねていた時に、私が調達官に対してスミルナへ二人の看護師を留めておいてよいかどうか問い合わせの手紙を書くことを承認したことにすぎません。それに対しフィッツジェラルド氏からそれはできない旨の手紙が来ました。このようないきさつでスミルナの編成部隊を減らすよう命令を受けたとき、私は二人の看護師がスクタリのナイチンゲール嬢によって派遣されたものであると理解したのでありました。したがって、私はそのことに対して責任は負っておりません。事実と相違していた情報に基づいて国務大臣から叱責を受けたのでございますから、閣下にも満足していただけると私が信じているこの説明を受け入れてくださる名誉をお与えくださることを切望いたします[☆1]」

ジョン卿の説明は一見理にかなったもののように見える。しばらく後に、ナイチンゲールがジョン卿にある質問に関して疑問点を訂正している。その頃ジョン・ホール卿は陸軍省からぬれぎぬを着せられ、屈辱的な非難を受けながらも立派に振る舞わなければならなかったのであるが、彼の回答は形もととのっており威厳に満ちたものであった。もし彼の説明が正当なものであるならば、この落ち度は彼ではなく看護編成側にあった。彼の回答文は次のよ

☆1　S・M・ミトラ著『ジョン・ホール卿の生涯』より引用。

うなものであった（一八五六年三月二十六日付）。

「野戦病院への従軍看護師の到着をお知らせいただき、軍医将校の最高責任者が連署している調達官の徴用を望んでいるかどうかをお知りになりたいというご要望を記した昨日付のお手紙をいただきました。看護師の個人的な使用に関する必要品の要求については、調達官はあなたまたは総監督の要求に応じるという規定になっております。軍医将校が直接の上司の承認をえて、受け持っている患者に関するすべての必要を満たすというのが陸軍病院の慣習になっております。そして他の病院におけると同様、野戦病院においてもこの規則が適用されることを願っております。それは病院の支出会計が統一的で正確なものになることを保証し、一方、このことから当然患者の要求が適切に配慮されます。このやり方が陸軍病院の会計上非常に望ましいと存じます。

バラクラバの本院の看護師についていえば、あなたが述べておられるそこの責任は陸軍省から再びあなたの肩にかかることになりました。あなたの軍における地位に関しては『将軍命令』が出た今日、すべての問題点が除かれたと私は見ております。そしてもはや私ではなく、ブリッジマン夫人が決定する問題があります。さて公平に申し上げて彼女とその指揮下にある修道女たちについて彼女らが静かで大変礼儀正しく、しかもここへ来て以来自分たちの義務を完遂してくれたことに私は大変満足しておりました。ここを去ることになり残念に思っております」

一八五六年四月十一日、ブリッジマン夫人とその修道女たちは英国へ帰った。ところがナイチンゲールは前もってジョン・ホール卿に相談なしに、彼女らの後任にスクタリから連れてきた看護師をあてたのである。ナイチンゲールからこのことに関してホール卿あての手紙が書かれたが、これに答えて、彼は次のように述べている（一八五六年四月十五日）。

「陸軍が壊滅しかけ、クリミア撤退の寸前にスクタリではここよりももっと多数の看護師が必要になっておりますが、スクタリからのあなたの派遣看護師の参加を前もって何も知らされていなかったことをはなはだ残念に思います。この不必要な看護師の移動は正当な利益もなく看護師にはひどく不便をかけ、公的には無駄な支出をもたらしたことを恐れています」

苦情を述べた別の手紙が二、三日後ナイチンゲールから届いた。このときの手紙は看護師の食事に関するものであったが、ジョン卿は明快な説明をしている。

「今月十九日付のお手紙で、あなたは本院の看護師たちが十分な食事の献立表を受け取っていないとご不満のようですが、私はすぐにこの件に関して調査を依頼しました。

フィッツジェラルド氏およびパウエル氏からの説明の手紙の写しをあなたにお目にかけます。あなたは献立表を一週間に一度以上とほのめかしておられますが、この写しをご覧になればあなたの給仕人が思い違いをしていることがおわかりでしょう。しかし、もしあなたが給仕人にそれを受け取るよう命令してくださるのなら、献立表は毎日あるいはあなたと看護師たちが同意できる何か別の便利な方法で発行することもできます」

これらの手紙を書くにあたって、ジョン卿は悲しい思いをしたに違いないが、何ら恨みを見せていない。公的な言葉の陰に隠した感情の奥底を見せたのは彼の夫人に対してだけであった。「将軍命令」が公布されたすぐ後、彼は夫人に次のように書き送っているのである。

「『将軍命令』にほとほと困りはてています。虚偽によってつくられた『将軍命令』によって私が今までにつれてきた正に本当の看護師を私の手元から奪われることになりました。ブリッジマン夫人は非常に卓越した良心的な人物であり、慈悲尼僧会の院長でありますが、今回のナイチンゲールの職権を承認することをきっぱりと拒絶しました。私はもう済んでしまったことに対して彼女を非難することはしませんが、彼女たちは次の土曜日に帰国することになっています。このようにして政府はこれらの尊敬すべき女性たちの自由な奉仕を失い、一方兵隊たちは彼女らの奉仕という益を奪われました。その結果といえばナイチンゲール嬢を満足させたことだけです。私は妨害されかかったとき、ナイチンゲールの味方は正しくても間違っていても彼女をやり通させるだけの強い力をもっている、と人から聞きました。私の答えは、『なんとまあ哀れなことよ』であります」

ジョン卿の個人的な手紙は、彼のまぎれもない敵対者によって書かれたジョン卿についての秘密書類のいくつかにまさるとも劣らない内容をもっている。

ジョン・ホール卿と軍医総監

クリミア戦争の終わりに、陸軍軍医総監アンドリュー・スミス卿がじきに引退しなければならないということは周知の事実であった。ナイチンゲールは後任にジョン・ホール卿が指名される可能性があることを知っており、もしもそうなれば彼女が導入しなければならないと考えていた改革の多くがおそらく反対にあうものと考えていた（こう考えていたと判断してまず間違いないであろう）。そのため彼女はジョン・ホール卿の登用を未然に防ぐため、自らの全影響力と説得力を用い、パンミュア卿との会見において得られた一事実について次のように記している。「パンミュア卿が事務局にいる間は、ジョン・ホール卿を軍医総監にしてはなりません」。陸軍の衛生担当の王立委員会の報告書は一八五八年二月に公表され、そのすぐ後で政府が敗北してピール将軍を軍事担当者に任命した。ナイチンゲールはシドニー・ハーバートにピール将軍と会見するよう要望した。将軍に「彼が私と協議することなしに医療部門、または衛生上の処置についていかなる手段をも講じない」ということを約束させたのである。後でハーバート氏はサザーランド博士に次のように書いている。「私はJ・ホール卿が待ち望んでいる推薦状に対してピールに警告して用心させたということをナイチンゲールにお伝えください。私が思うにピールはこのことについては蚊帳の外に置かれていますから。私は別の用件で昨日彼に手紙を出して、アレキサンダーをほめておきました」。一八五八年六月十一日、T・アレキサンダー博士（ナイチンゲールの指名）はアンドリュー・スミス卿の引退にともなって軍医総監に昇任した。そこで機構改革は今や確かなものとなり、ジョン・ホール卿は再び敗北したのである。

ジョン・ホール卿と陸軍の衛生状態に関する王立委員会

ジョン・ホール卿は王立委員会が陸軍の衛生状態について諮問することを決定する前に証拠書類を提出した。委員会のメンバーの大部分はナイチンゲールの支持者であり、彼女は誰に証拠書類の提出を求め、どんな内容の諮問を行うかを決めるにあたって最大の発言力をもっていた。彼女は自分に同調している審査委員会の立会いの下で実際には間接的な反対尋問を行ってきたのである。現在手に入る書類から判断すれば、シドニー・ハーバートは彼女の寛大さをうながすよう説得し、一時はほとんど彼女に説得された。一八五七年六月三日付、ナイチンゲールはジョーン・マックネイル卿に手紙を書き、この点について意見を付け加えている。

「今過去の怠慢に逆戻りしていることが全くの不得策で、無節操でさえもあることは私も彼（シドニー・ハーバート）もよく承知しています。そのうえ結果が現われるまで彼は何も知ることのできなかった組織のいけにえにされていることに私は感じ入っています。事実を見てから賢くなるということは、結果を見てしまった私にとってはいともたやすいことであります」

しかし、別の考えが入り込んで来て彼女は再び硬化したのであった。

「しかし、単に建築物のもつ影響力以上に私たちの患者と負傷者の死亡率に影響する（そして今まで影響してきた）重大な事柄に触れずにおいて、病院建設のようないわば無関係な事柄について証拠を示すことは、私にとってはむしろ嘘をついていることになり良心的なことではありません」

ナイチンゲールはジョン・ホール卿の証言に対する用意として、ジョーン・マックネイル卿に手紙を出して、ホールを審問する際、役に立つ事項を尋ねている。そのなかで彼女は他の助けも求めているのを明らかにしている。

「あなたは彼の信用しがたい無頓着さについて、長い一連の証拠の記憶をたどって思い出していただけませんか。私が思うにG（ジョン・ホール）ほど嘘つきで悪いやつを見たことがありません」

彼女は実際の審問の前にいくらか気持ちが和らいでいたのかもしれない。なぜなら審問においてサザーランド博士は居合わせなかったし、ホールから何も重要なことが引き出せなかった事実があるからである。彼が証言した後、ナイチンゲールはマックネイルあての手紙で次のように意見を述べている。

——「J・ホール卿の証言はとうとう無害なものになってしまいました。彼は真実のない同じことを繰り返し述べていたにすぎません」

実をいえば、このときジョン・ホール卿はすでに失脚者であったのである。ナイチンゲール自身が後に同意しているが、彼がほとんど統制できなかった一連の事件がもとで彼は失脚したのであった。彼は年金を減額され現役を退き、一八六六年一月十七日ピサで亡くなった。軍における種々の事件、公的には非難、私的には種々の画策があり、その力が彼にとってあまりにも大きすぎたのである

第4章

衛生委員会の医師たち

クリミアら帰国したナイチンゲールは、陸軍軍医局に勤務中明らかに目撃した弊害を確実に改善しようと、意気にもえていたわけではないにしても、心中ひそかに決意していたのであった。当局の任務のなかで看護はほんの小さな部分にすぎず、むしろ衛生上の問題が大きな部分を占めていたのである。彼女の構想では軍医局における軍医将校への特別教育が主たる地位を占めていた。彼女が遂行したかったこと、そして長い道程を歩んだ後それをついにやり遂げたことは陸軍軍医局の全管理組織を改造することに等しい規模の仕事であった。彼女は公的には政治家ではなかったので、そのことを完遂できる地位にある政治家たちに影響を与えるという形でそれを行ったのである。彼女は帰国するとただちにヴィクトリア女王とコンソート公の温かい支持と理解を得ることができた。そこでパンミュア卿に会見し、王立委員会が陸軍の衛生状態を調査する必要性について説得し、委員会の一委員になるはずの彼と事態を討議したのであった。それに先だち彼女は医学上の友人サザーランド博士とジョーン・マックネイル卿に相談し、示唆すべき最も良い事項と、どうすれば実行できるかについての指示に関して最上の忠告を受けていたのである。それゆえパンミュア卿に会見した時、すでに準備は十分だったのである。会見は一八五六年十一月十六日に行われたが、彼女は討議がどのような経過をたどったかを覚え書きに残している。これは他の会見でも行っているいつものやり方である。これらの覚え書きは、E・クック卿の書いたナイチンゲール伝の中で詳細に引用されている。それは彼がこれらの覚え書きに「彼女一流のユーモアがある」と考えたからであろう。それだけでなく、その覚え書きを読むと示唆を与えてくれた医師をよく理解していたこともうかがわれ、さらに老練な政治家と談合の最中でも鋭く明敏な知性を働かせ、すばやい応答と含蓄のある論争を行っていたことが手にとるようにわかる。彼女は明らかに余裕をもって機知の闘いを行っていると思われる。そしてパンミュア卿とナイチンゲールのどちらがすぐれた知性をもっていたか一目瞭然であろう。彼女は覚え書きを明らかにシドニー・ハーバートに読んでもらうために書いたものと考えられる。

「(十一月十六日) 私の「牧神《パン》」〔パンミュア卿〕は三時間ここにおられました。

会長　ハーバート氏
ストークス大将
レフロイ陸軍大佐
}陪審員

A・スミス博士
マックラクラン博士
ブラウン博士
}医師（武官）

サザーランド博士
マーチン博士
ファー博士
}医師（文官）

秘書　バルフォア博士　医師（武官）

医師たちのなかで武官と文官のバランスがとれているか。とれていない。〔陪審員が〕文官一名に対し武官二名となっている。私がそのことをもちだした時いつも（老いた「牧神《パン》」〔パンミュア卿〕はそれほど頭が切れるとは知らなかったが）、彼はレフロイ大佐を委員候補からはずそうかと提案したが、私は折れなかった。

アレキサンダーをカナダから呼び寄せはしない。そうすれば三人の軍医となる。分別ある退役将軍ということになれば、私は外科の擲弾兵警備隊長のブラウン（ジョセフ・ブラウン博士）をあげる。彼はスペイン、ポルトガル半島戦役の古い従軍者で改革論者であるスミス博士と腐れ縁がない。パンミュア卿が推す人物として例のマックラクランを残しておいた。彼はもっと有能な男よりも災いをもたらさないだろう。卿は寛大にもミルトンをけずった。卿がこのような〝柔軟〟な態度であるので私は彼がスミス博士を委員とするのを了承しました。これ以上は私の手には負えない状況。

秘書候補としてのバルフォア博士の件——ここで頑張る。パン〔パンミュア卿〕は私が軍医バルフォアを許容したことにびっくり。そこで私はこの人が危険な人物で頑固な改革者だという事実を隠した。このようにして文武のバランスの点で得点を一つあげるのに失敗。不公平そのもの！　パンはJ・クラーク卿と話が進行中だという。現在彼は委員ではない。J・クラーク卿はこの話に興味をもちはじめている。女王は彼の登用に同意されるだろう。タロックの件で私たちに借りがあるので女王は私たちの味方になるでしょう。タロックはスミス博士の個人的な友人で、啓発的な考えをもつが臆病な男。

この他にパンは都合のよいことにはなはだ忘れやすいことが判明。彼は全く不便なことに都合の悪い思い出は名前も、事実も、日付も、数も思い出せなくなる。私の長官［パンミュア卿］よりも良い記憶力をもつには、当委員会維持の名誉をまもるためにも私がどんな訓練をすればよいのかわかりますように。パンミュア卿は委員会に実際四人の軍医をもつ。したがって彼がたてた原則によれば私は四人の文官をもつ権利がある。

指示——国内および海外駐在の全陸軍軍医局と陸軍の健康に関する一般的かつ総合的命令。総監督の詳細な文書に基づく国務長官からの半ば公的な手紙。スミスは泣いたりおどしたりして「私はなぜこの問題を調査しなければならなかったのか理解できませんでした」と言うだろう。

私のあるじ［パンミュア卿］はねたみ深くて、私の意見をとり入れたと思われたくないのです。そのことは彼の評判をおとすからです。あなたはこの件をお忘れなきように。

この仕事はあなたがしなければ他の誰にもできないでしょう。

（一）レフロイ大佐はP卿の命令によって卿自身の軍教育の一環として陸軍軍医学校の構想を描くこと――私の勝ち。

（二）ネットレー病院の計画は、サザーランドと私によってP卿に個人的に報告すること――私の勝ち。

（三）兵站部《へいたん》はインドと同じ編成にすること――私の負け。

（四）アルダーシュットの兵営では、自ら牛を食肉処理し、パンを焼き、建物をつくり、排水作業を行い、靴や服その他をつくるべきことなど。P卿は熟慮すること。全くもっともと同意。つまり、彼は「何もしない」でしょう。

（五）P卿が官職にある間はJ・ホール卿を陸軍軍医総監にしないこと――私の勝ち。

（六）タロック大佐に爵位を与えること――私の負け（私は望まないが、彼に同意させることができなければ）。

（七）統計資料について。P卿は、（1）これらの連隊の平均兵員数はわずか二〇〇名、（2）死亡者なし、（3）統計は何事も語り得るという。上司が知る以上のことを一兵卒としての私は知ってはならない。

（八）P卿の言うことはすべて矛盾だらけ――そこで私は楽観的に成功を期待し続けている」

最後の委員名簿でのスタフォード氏（ナイチンゲールの友人）はレフロイ大佐の後任である。しかし、ジェームズ・クラーク卿はブラウン博士の代りにもってきたものである。そして改革のために最もうまくいったのは、アレキサンダー博士がカナダから呼び戻されたことであった。T・フィリップス卿は弁護士会のメンバーであった。九名の委員のうち六名と、五名の医師のうち四名はナイチンゲールの考えに全く同調していた。さらに、委員会の医師の秘書グラハム・バルフォア博士は同じく彼女の支持者であった。陸軍軍医総監アンドリュー・スミス卿は唯一の「頑強に抵抗する委員」であった。

次の二名の医師の委員については、この書物で詳しく記す機会がないので、ここで二言、三言触れておくのが適当であろう。

ラナルド・マーチン博士（後に卿）はナイチンゲールとの議論において彼の考えが彼女にかなり影響を与えた唯一の人物であった。ときに彼は六十四歳であった。東インド会社の医療部で外科医としてインドに勤務し、インドにおける疾患と衛生事情についての権威であった。インドから帰国すると陸軍病院の監督長官に任命された。彼はマクアレー卿の友人で医学上の助言者でもあった。ホルムスの『外科体系』のなかで「病院」の項目を担当執筆したので、ナイチンゲールは彼の衛生に関する見解が彼女自身の考えに非常に関係が深いことを知ったに違いない。

委員会の秘書に任命されたグラハム・バルフォア博士はナイチンゲールと知り合ったとき四十四歳であった。彼は一八一三年生まれ、エディンバラ大学で医学を修め、一八三四年学位を受けた。その二年後に陸軍に入ったが、彼の経歴の初めから統計部門での活躍が約束されていた。ナイチンゲールは、この分野での彼の技能と彼が陸軍軍医局改革の提案に同調していることを聞いていたに違いない。したがって、これらの関連において委員会の秘書への任用は彼女の示唆によるものであった。委員会への指示が最終的に実現した時、彼女はバルフォア博士に次のような手紙を書いている。

「私は今朝委員の名前と指示に関する最終決定事項を同封して送りました。もう一息というところで、もしも仕損じがなければ今週の金曜日に女王の署名を受けられるでしょう。しかし、スミス博士はまだそれを見ておりませんし、私の上司（パンミュア卿）は私がしばしば見てきましたが、およそどんな時でも素晴らしい人です。委員会のすべてのメンバーはA・スミス博士の意志に反する軍の力によって運営されるでしょうし、哀れなパンは今や羽子板遊びの羽根になっています。あなたは陸軍のすべての改革の排除と受け入れに対する奇妙な試みを見るでしょう。パンをいじめることに労力を使うのは無駄だと思いませんか。それはかなりの争いであり、とても不愉快なことでしょう」

秘書として、グラハム・バルフォアは一八五八年二月付の報告をつくるのに実際に膨大な仕事を抱えていた。彼はナイチンゲールに草稿を送ったが、ナイチンゲールはすぐに祝福の返事を書いたのであった。

「今月二日にいただきましたあなたの大変なお仕事に、私は感謝の言葉もありません。私はその出来ばえを非常に賞賛しています。報告はとても立派ですし、あなたの骨折りがこのように実ったことについてあなたに脱帽します」

彼女はまた付け加えて、「タロック夫人は私が山のような政府報告書をつくると言っています。報告書づくりはまさしくそのような仕事です」。もう少し後に、彼女は別の手紙で同じ意味のことを述べている。

「私はこれまで知る限りで、最も聡明な女性の一人の挿話を覚えています。――彼女自身すぐれた歴史の記述者でありながら――こう言っています。無味乾燥な日付の完全な年代記がすべての読物のなかで最も興味があり魅惑的なのです。私は無味乾燥な統計図の棒グラフを読む時、同じような感情を抱いているのに気付いております」

王立委員会は四つの小委員会をつくり、その一つが統計を扱う小委員会であることを勧告した。そこで統計小委員会は一八五八年公式に発足し、すぐ後に陸軍軍医局の公認の統計部門がグラハム・バルフォア博士を責任者として設立されたのである。彼は監察長官代理であった。この統計部門は陸軍の健康に関する年報を発行していたが、ナイチンゲールはこれに非常に興味と関心を示し、時々厳しい批判をした。一八六一年一月、彼女はグラハム・バルフォアに苦言を呈し、統計の図に語らせる代りに、彼が不必要な結論を引き出していると述べている。彼はそれに答えて次のように書いている。

「あなたの異議に関してですが、統計資料そのものから病気の原因を完全に選び出すことが私にできるとは思いません。統計資料というものは、数字マニアしか一般に見ないものですが、少なくともあなたがなさるなら数字という無味乾燥の塊を意味あるものになさることでしょう」

数日後、ナイチンゲールは報告に対してかなり厳しい批判をそえて回答している。彼女は彼に「数字そのままであればあるほどよい」と述べ、いくつかの酷評の後、「あなたは私をとても気にくわないとお思いでしょう」と結んでいる。彼はこの回答を好意的に受け取っており、次のように友好的な答えをしている。「私は気にくわないという部類に入る人たちが非常に好きです。あなたはご自分からそのような範ちゅうに身を置いておられるのですが、私にとってはもちろんあなたは私のお気に入りの名簿に載っているのです。」

彼らは二人とも一八六〇年ロンドンで開催された国際統計学会に非常な興味と関心をもっていた。グラハム・バルフォアはこの学会のある部会の事務局の一員に登用されていたが、いかなる理由によってか、しかるべき時に会議の開催を知らされなかった。彼はそのことで悩み、大いに困惑した。ナイチンゲールは、そのことを伝え聞いて卓越した手際の良さで次のような手紙を送り彼の激怒を鎮めたのであった。

「あなたのおっしゃっていることは全く正当です。私たちは完全に同じボートに乗っているのですよ。もしも、我が国が商業国ではないと仮定したら、つまり我が国がどこかで業務に関する習慣がないのなら、我が国の業務習慣は一体どこへ行ったのかと不思議に思います。私たちは今朝学会の業務にたずさわるよう要請され、なんと今晩までに現実の仕事を仕上げるよう要請されました。もしもこの要請を受けなければ学会の進行が阻まれ、もしもそれを受け入れれば、五カ月も熟考してちょうどよいような重要な問題なのに、わずか五時間の考慮の結果で行いなさいということになります。このことは事務局におられるあなたの処置としてははなはだ望ましくないことだとは言いません。しかし、このような方法で実行された大きな国際業務を見ることが癪《しゃく》に触ることには違いありません。

私が今望んでいることは、部外者に対し問題を表面化しないことです。この学会運営の欠陥と不和を彼らに見せないようにしましょう。多くの国々は政務については我が国に遠く及びませんが、逆に我が国の及ばない政治力をもっています。私はあなたが、私たちの〝強力な業務力〟(私は少しもそうは信じていませんが)をもって外国の代表たちにそれを印象づけ、学会がうまく進行するよう努力することを望んでいます。あなたの報告書に感謝しています。私はあなたが翌朝外国の代表者とともにしかるべき部門で業務におつきになるものと信じています。

長々と述べましたが、私はあなたの事務局のやり方に反抗しようという意味ではないことをよく覚えておいてください。反対にこの事務局は現在ある数少ない能率的なものだと思います」

このような一通の手紙が目的を達したということはほとんど疑いのないことである。長年続いた二人の友人としての書簡の往復であったが、それほど量は多くはない。グラハム・バルフォアは、ナイチンゲールに彼の作った統計年報を送り続けた。一八七二年ナイチンゲールは報告書を受け取って、次のような興味深い返事を寄せている。

「今度の報告書は、あなたが今までに送ってくださったなかで最もよくできており、陸軍の医学的内容に関する実用的な情報という点では唯一のものであるということを、初めに述べさせてください。これまでに行われたことのない補強的仕事が卓越したやり方で報告書という形で信用のおける陸軍軍医将校によってやり遂げられたのです。実際、シドニー・ハーバートによって調査を命じられたあの改革は、医学の第一線の専門家により陸軍軍医部をすでに設置しました。そしてその改善は今なお進行中です。神はそれを賞めてくださるでしょう。そしてあなたがたすべても！

私があなたに書いたり、あなたからお手紙をいただいたりする時、私がいつも記憶しているものを表現するには、私の乏しい言葉では言いつくせないので、私はおわびしなければなりません。私たちの十五年に及ぶ友情は、シドニー・ハーバートの下で始まり、その間私の長患い等で中断しましたが、それにもかかわらず強いものだと存じます」

この時（一八七六年）から四年後に、グラハム・バルフォア博士は外科軍医将校を退官したのであった。彼は一八九一年に亡くなった。それはジョン・サザーランド博士の亡くなる数カ月前のことであった。

第5章

ナイチンゲールが擁護した医師
ジョーン・マックネイル卿（一七九五～一八八三）

ジョーン・マックネイル卿は、ナイチンゲールが賛美し、大いに尊敬の念を抱いた医師の一人であった。彼女のおびただしい数の手紙のなかで彼について言及しているところでは、他の誰に対するよりも賞賛のことばを惜しまず書き記している。そして、それは彼の人格と見識に対して最大限の敬意を払っているという点で疑う余地のないことであった。はじめてナイチンゲールが出会った時、ジョーン卿はすでに高名な人物であった。一七九五年スコットランドの高地地方コロンセイで生まれ、セント・アンドリュース大学とエディンバラ大学で教育を受けた。一八一六年エディンバラ大学で医師の資格をとった後、結婚し、外科医補として東インド会社に就職した。インドで（主に臨床医として）四年間を過ごした後、彼はペルシャの英国領事館付の外科医としてテヘランへ送られた。まもなく、彼はその能力、常識、人格から外交関係の職務に有用な才能をもっていることが明らかになり、副官に任命された。当然のことながら分別をもって事をなし遂げ、外交関係の任務を手際よく果たしたが、それは彼の成熟した判断によるところが大きかった。一八三九年には最高勲章を授与された。ペルシャで二十四年間を過ごした後、帰国し、東インド会社を退職した。一八四五年にはスコットランドの新貧民救助法を立案し、監督局の委員長の地位についたのであった。

中東における諸々の経験を通して、ジョーン卿は、トルコ、ペルシャおよび隣接した国々の民衆や政府および資源に対する豊富な知識を修得していた。一八五四年クリミアにおいて、かの有名な失策事件があり、政府がその事件の原因をくまなく公平に調査することによって事件に対する公の批判を緩和する目的で調査委員会を設けようとした時、ジョーン卿がその任務を依頼されたのはごく自然ななりゆきであった。彼はその時六十歳であったがなお強健で、彼の能力は最高頂にあった。一八五五年二月十二日、彼は電報でロンドンに召集された。そこで彼とタロック陸軍大佐は兵站《へいたん》部門の編成と管理のすべてを調査するため、スクタリとクリミアへ出かけるよう命令を受けた。また衣類やその他の貯蔵物資の輸送がなされていないことや、配送が遅れていることに関して申し立てられた事実を調査することも依頼された。

彼らは参考人を集めて尋問し、必要ならば書籍や新聞を発行し、さらにはラグラン卿や陸軍大臣に改善案の提出をすること等の強大な権限が与えられた。彼らの調査は食糧、馬糧、衣料、そしてこれらの物品の輸送方法等について行われた。

これは非常に微妙な意味をもつ任務であった。というのは委員たちが陸軍軍人を詳細に尋問しなければならなかったからである。しかもその委員の一人は民間人であり、また他の一人は尋問される人たちの部下の軍人だったのである。しかしながらジョーン卿の賢明なる指揮の下に徹底的な調査が実施され、二〇〇名もの人々からの事情聴取が行われた。それぞれの参考人の証言が単に書きとめられただけでなく、とり調べられた人々は彼らの証言の複写を読み、それがまちがいないことを確認し署名することを義務づけられたのである。したがって、後におこりがちな手ちがいはほとんどおこらなかった。単に事実を述べれば、その記録においてジョーン卿は決して特定の人物を批評せずに、彼らの述べた弁明をただ忠実に書きつらねる方法をとった。同僚のタロック陸軍大佐が年上の賢明なジョーン卿におさえられなかったならば、その事件はやや不穏なかたちで処理されていたであろう。

彼らの調査が進行しているさなかに、委員たちはスクタリでナイチンゲールに会ったのである。彼女は、初対面でジョーン卿の信頼できる人柄を知り、医学に関する相談さえもした。

一八五五年五月、クリミアを去る時彼はナイチンゲールに手紙を書いている。

「親愛なるナイチンゲール女史

彼に向けてあなたが提唱しておられる諸状況が私としては現実でないことを望みますが、それとは別にあなたの私に対する信頼は本当であることを切望します。たしかにあなたの信頼を裏切らなかったことを実証する機会がもてたことに私は非常に満足しております」

このように始まった二人の友情は三十年近くも続いたのである。この二人の委員は、一八五五年三月、四月、五月にわたって、調査を続けた。そして六月には、報告書の第一部が完成した。しかし第二部は六カ月もかかってやっと完成したのであった。

そのリポートは、一八五六年一月に大臣と国会とに提出され、それから一般に公開された。タイムズ紙をはじめとする報道界は皆大きな不始末があったということを主張した。その報告書は特定の軍人を非難したりはしなかったが、疑いなく責任を問われるべきいく人かについて述べていた。このような場合、当然政府は何らかの対応措置を迫られたし、それを遂行した調査委員は大いに感謝されるべきものであった。しかし実際にはこのようなことは何もおこらなかった。なぜなら、次のような二つの互いに相反する事情があったからである。

第一に、最初は告発された高級将校たちが報告の内容に大いに憤慨し、上院において報告を公にしたことに対し政府を攻撃した。一方、下院ではその将校たちこそが非難されるべきとの意見が一般的であった。第二の有力な理由はその時点では公的には明らかにされなかったのであった。というのは、それが総理大臣を微妙な立場に立たせるものであったからである。軍隊は理論上では王室に仕えるべきものであったが、国会に報告書が提出されると、女王はパルマーストン卿に遺憾の意を表わす手紙を書いた。そのなかで女王は次のように述べている。「これら軍人たちは……政府の権威の下に彼らを非難しています。しかしこの非難は国会に対して報告されたものでありますが、彼らの弁護を聞いたり、あるいは彼らを弁護する機会を与えたりすることなく国会に提出されたのです」。女王は続けて「この事件がこのまま続けば将校たちが軍務を十分に行わなかったことについて下院の委員会から裁きを受けなければならないし、まさに軍隊指揮権はただちに女王から議会へ移さなければなりません」と述べている。そこで女王は、ジェイムス・グラハム卿からの助言を受けて、軍の委員会がその事件を調査すべきであることを是認したのであった。将校たちが彼らの行った証言に対してまちがいないという署名をしており、また報告書が不正確であるという非難が全くなかったことを、女王がその際知らなかったということは大いにあり得ることであった。

政府のとった措置については次のような意見が公正にとりかわされた。内閣が彼らの調査委員会を支持すれば、当然軍隊に反対する態度をとることになり、王室に不愉快な思いをさせる結果となるという意見がある。また他方には下院における反対勢力に抗していわゆる「雲上人」〔王室〕を満足させ、そして軍隊をなだめるために委員会の報告を非難するという意見である。このいずれをとるかが、一般的な態度であったのである。このような状況にあって政府は一般世論からは不明朗と思われるような態度をとらざるを得なかった。そして、それは困難な仕事を立派になし遂げた委員たちに対して非常に礼を失するものとなった。

女王の希望にしたがって、陸軍将官会議は報告書の一部にある将校たちに向けられた批判について調査をするように申しわたされた。その委員会はチェルサに召集され、クリミア戦争に参加しなかった将校たちで編成されていた。その時点で下院はジョーン・マックネイル卿とタロック陸軍大佐に対し、少しの感謝の念をも表明しなかったばかりか、下院が指名した特別委員会に彼らの報告書が正確か否かの判定をさせる結果となってしまった。しかしながら、政府が「彼らの果たした文句のつけようのない行動を高く評価すべきである」のに、その功績はほとんど無視されていることをパルマーストン卿は指摘していた。二人の委員はこのような明白な冷遇に対し異なった反応を示した。ジョーン卿は彼らの行動が大衆にはほとんど知らされていないことに困惑して沈黙を守り、その件に関してあまり触れたがらず、不満を表明することはしなかった。タロック大佐は、ジョーン卿からの、チェルサ委員会の喚問には一際応じないようにとの忠告にもかかわらず、チェルサ委員会で堂々とその報告書が正しいことを主張した。しかし彼は多くの心労がつのりその結果健康を害してしまった。表面的には政府側の誰もがこの二人の件について真相を話すことはしなかったのである。

チェルサ委員会の報告は、一八五六年七月に提出され、そこではかつての報告書がすべて〝ごまかし〟であり、ひどい馬糧欠乏は英国からの輸送が途絶えたために生じたものであるというこじつけをしていた。

マックネイルとタロックの業績が無視されたということは、国内のいたるところで人々を怒らせ、多くの大都市では名士たちが彼らの偉大な仕事への感謝の念と彼らが受けた無礼に対する同情とを示した。

ナイチンゲールはそのような世間の感情の盛り上がりを支持した。エドワード・クック卿の言によれば、彼女とその親戚は〝世論の共感とその促進のために大いに力があった〟ということであった。彼女はこの一大不正行為を考えるに及んで大いに正義感をかきたてられた。ジョーン・マックネイル卿に対する尊敬の念とクリミアの不始末に関する個人的な知識から、できる限り二人を支持しようとした。彼女がどんなに深くそのことを感じたかは、一八五七年一月にシドニー・ハーバートにあてた手紙の一節からも知ることができる。

——「私に関する限り、パンミュア卿が私の申し入れをききとどけてくださって結成された委員会が行ったすべてのことが無視された結果に終わったことに対して、激しく非難せざるを得ません」

心に定めていた種々の計画をしばしの間あきらめざるを得なかったということを見ても、彼女の憤りがいかに大きかったかを知ることができる。

一八五七年二月にパルマーストン卿は議会において、二人の委員の特別の業績に対し何らかの褒賞を与えるべきであるという提案を行い、パンミュア卿を通して彼ら二人にそれぞれ一、〇〇〇ポンドの報酬が送られることになった。二人は憤慨してそれを断った。一八五七年三月一日、ナイチンゲールはジョーン卿あてに手紙を書き、なぜパルマーストン卿が彼らの業績に対してそのように過小評価をしたかについての見解を述べた。

——「議会でパルマーストン卿が述べた真意は『もしできるならば、私はクリミア委員の二人を公爵にしてやりたいのです。しかしそうすれば私は軍隊の悪評を真っこうから浴び、きっと辞職に追い込まれるでしょう。私はそれをするに足る十分な人間ではないのです』

――というものです」

この文面から見るとナイチンゲールはパルマーストンの真意を知らされてはいなかったが、十分に洞察していたことがわかる。

この委員たちに賞金を与えるということを聞いた時、彼女の怒りはさらに深まった。二月二十日に彼女はタロック大佐の妻へ手紙を書き、政府の態度に対する憤りを表明している。

――「彼らがこんなにも愚かだとは結構なことですね。英国の獅子たち〔軍隊〕は、このような無礼に同調するでしょうし、もしそうでないとしても、その時それは堕落した獣となるでしょう」

彼女が非常に憤慨したことを知って、タロック大佐はジョーン卿に次のような手紙を書いた。

――「賞金の授与を知らされた夜のナイチンゲールからの手紙を同封します。彼女がこの事件によってどんなに強い衝撃を受けているかおわかりいただけるでしょう。彼女がタイムズ紙上に署名入りでその無礼さに対して立腹していることを述べいてる投書は、非常な反響を呼びました。私はあなたからのご返事があるまで、何事もひかえることにします」

マックネイルは彼の同僚とは異なり、それほど興奮することもなく威厳をもって落ちついていた。そしてこの手紙に述べられているようなことが彼を失望させたに違いなかったというのは、彼はナイチンゲールの署名入りでこのようなことがタイムズ紙に発表されることのないようにと願っていたからであった。しかし、彼女はこの他にも目立たない方法で政治家を動かし、自らの目的を達成しようとしていた。彼女はこの時、衛生委員会においてほとんど毎日シドニー・ハーバートと共に仕事をしていた。彼女はこの友人の心にマックネイル――タロック事件に対する見解を深く浸透させることができたのであった。その結果、一八五七年三月十二日、シドニー・ハーバートは再度下院においてこの種の問題が提起された際、かつてない熱弁をふるい、次のような決議文を異議もなく満場一致で通過させたのである。

「ジョーン・マックネイル卿とタロック大佐は、兵站《へいたん》部門の編成と管理について委託された調査を十分に遂行し完了したことを認める。そしてクリミアにおけるこの二人の調査委員たちが行った非常なる業績を考え、また一方で我が女王と政府による調査が女王と政府の大きな信任を得たということを考え合わせる時、女王はその二人に対し特別な感謝の意を表わすべきであるということを恐れながら女王に対し申し入れます」

大臣は、ジョーン卿に手紙で准男爵か枢密院の会員にならないかとたずねた。彼は後者を選び、そして枢密院顧問官という称号を得た。これに先立ちナイチンゲールは、次のような手紙を送っている。

「親愛なるジョーン卿へ
　私は大きな喜びをもってこれをお送りいたします。私はあなたとアレクサンダー・タロック卿は民衆の支持によって生まれたのだと考えます。可哀想にも王室はやりこめられました。しかしそれは私たちの責任ではありません」

　彼女が二人の委員たちを支持する遊説に自ら参加したことは特筆すべきであろう。彼女の広い影響力が、とくにシドニー・ハーバートに対してであるが、彼らに最終的には偉大なる公の栄誉をもたらしたということは、疑う余地もないことである。

　キングレイクの書いた『クリミア戦争史』のなかでは、マックネイル―タロック事件についてはチェルサの将校幹部側の視点から書かれている。この件について後にナイチンゲールは憤慨している。彼女は次のような特徴ある手紙で、ジョーン・マックネイル卿へ心中を打ち明けている（一八八一年四月九日）。

「実を言いますと、私はまだそれを読んでいません。私はキングレイク氏の著書を読むことができませんでした。彼はその本を実に親切な手紙を添えて送ってくれました。それはいかにも親切に見えますが、実はとてもあくどいものであったので（今までの経験から考えて）、それには返事を出しませんでした。私はその本を開くこともしませんでした。我々が自身の心といのちとそして誠意をもって生き抜いたあの歴史の時代を思い返す時、彼が異様なものとしたり、また戯画化したりして私たちを茶化している事実を知ることは私には耐えられないことであり、私を疲れさせ、病気にさせるほどにひどいものでありましょう。あなたのタロック卿の本に対する大変簡潔で当を得た序文を読むまでは、彼の誤解がどの程度であったかということが私には想像もつきませんでした。一八五六年から一八六一年までの五年間の軍に対する立派な仕事というものが現在に何をもたらしたのでしょう。

……陸軍病院は、また元のもくあみに戻ってしまいました。すなわち陸軍医学校は、衛生の管理面、あるいは病院管理、また看護師の訓練等に対して一般市民の生活のここ二十年の着実な進歩をほとんど無視しているのではありませんか。しかしながらとにかく私たちは年がら年中そのことを非難すべきではないでしょう。あなたがなさったことは失われることはなく、また必ずや遂行されることでしょう。キングレイクのような人が一〇〇万人いたとしてもあなたの仕事を握りつぶすことはできないでしょう。それは神

――ほどに確固たるものだからのなのです」

ジョーン卿はナイチンゲールが陸軍衛生委員会に対して行う証言の準備に多大なる手助けをした。一八五六年九月、彼女は彼に陸軍の組織について種々の知識を問い合わせている。それは非常に几帳面なやり方で、もっとも望んでいたものを正確に形づくっていったのである。彼女は次のような、いくつかの部門について質問している。

一、陸軍病院の権限と責務の所在
二、労務管理
三、陸軍医学統計の全体構成

ジョーン卿はナイチンゲールに詳しい立派な回答を送り、そして三カ月後に彼女は次のような返事を書いている。「一般の陸軍病院の管理に関してあのような十章からなる資料をご親切にお送りくださいましてありがとうございます。いつものことながら、私はなんとあなたに対しご迷惑をおかけしていることでしょう」。彼女は彼の資料をほとんど訂正することなく、自身の議会への助言のなかに加えた。彼はナイチンゲールがその判断に対し最も信頼をおいている医師の一人であった。彼が枢密院顧問となったことへのお祝いの手紙のなかで、彼女は次のようなことを述べている。

「あなたが私の魂と心にどんなに多くのすばらしいものを与えてくださったかはとても書ききれるものではありません。あなたは、私が今まで接してきた人々とは異なるすぐれた雰囲気をもった方です。人間一人の命が一二〇ポンドの値うちがあるとして（これは私の唯心論的発想ですが）、もしあなたが軍隊において救った人の命と、またこれから救うであろう命の数をもとにあなたのクリミア調査の価値を評価なさるとしたら、救われた命の数のなかにどうぞ私の命をも一つとしてお加えくださいますように」

彼女はその証言の概略を書き終わった時、そのなかに登場した資料や参考文献の出所を明らかにすべきかどうかについて迷っているという手紙を彼に書き送っている（一八五七年六月四日）。

「引用文の出所を明らかにすべきかどうかという疑問点については種々の意見があると思います。ご承知のように、どんなに教養のある人たちでさえも一語の言葉ぐらいは見のがしてしまうことがあるものです。ある人はロウバック委員会を好まず、またある人はスタフォード委員会を信用しません。つまり議論の限りをつくし事実が明らかにされるまでは本委員会を信用しないでしょう。ソクラテスははからずも我々の信念の十分の九は、共鳴、反感、権威、そして同調から成り立っていると言っています。それゆえ私はこの際参考文献を附記すべきか否かはどちらでもよいと考える次第です」

ナイチンゲールは、しばしばセント・トーマス病院で開設されようとしている看護学校の件についてジョーン卿に相談している。陸軍病院に対する看護師の供給に関して、彼は次のような彼女の見解と異なった意見をもっていたようである（一八五九年四月十一日）。

「あなたは看護というものを立派な専門職とし公的に資格免許が認定されるべきであるとのご提案のようですが、免許をえたものすべてにではなく、ある人々にはこの職業に従事するについてその働く分野とか方法について自由である余地を残すべきではないでしょうか。それが彼ら自身にとって最も利益のあるところではないかと思います。ですから、陸軍病院だけが看護師市場に出向いて先輩の勧誘を続けることによって最上の、または少なくとも出来の良い看護師を独占するということはすべきではないと思います」

この書簡によれば、ナイチンゲールは看護師に免許交付をすることは好まなかったし、おそらく答えは否定的であったようだ。彼女の意図は採用されなかったようである。彼は、諸々の準備作業と看護師訓練学校としてセント・トーマス病院を用いることとの交渉の手助けをした。そして彼はその看護学校評議会の常任役員の一人となったのであった。その設立規約書に関して質疑が行われた時、彼は彼女に賢明な忠告の手紙を送っている。

一八五九年五月二十五日付――

「それがいつ作成されようとも計画書にはあなたの署名がなされるべきであり、評議会の方はハーバート氏が署名すべきです。もしあなたが示した根本的解決策をすでに受け取っている上部の役員たちが同意するならば、詳細な説明の必要がないことは疑う余地もありません。そしてすべてが意図したように運ばれた暁には、ただちに実務家による書類は減らした方がよいと思います。単に表面的な理解というものは常に誤解に変わりやすいものだからです」

――

ジョーン・マックネイル卿は、ナイチンゲールの人格と学識に最大の賛美を与えていた。このことは、彼が一八六一年十一月十九日付で彼女に書いた手紙によく表われている。

――

「あなたは、私が今まで望んでえられなかった善いことをなし遂げるための強さと力をおもちになっています。死ぬことがふつうより数日早いかもしれないなどということは、あなたにとって大したことではありません。昼間のうちに働くこと、そして与えられた日々を充実して生きるために力を貯えておくことは、大変大事なことなのです。そしてこれはあなたがなさろうとしていることなのですね。ハーバートやクラフや、その他多くの友人はあなたのもとに平伏するでしょう。しかしあなたは大きな仕事をすることを運命づけられた方ですし、たとえ万一それが最終的に完成されなくとも、それに見通しがつくまでは、あなたは死んではいけない方なのです。あなたが生きている時代にあなたの影響を残し、そしてあなたの足跡はまだ生まれていない未来の人々をも含めて永遠に生き続けることでしょう。前進してください。あなたが生を終える時は、きっと実りの秋の日に木の葉が落ちるように、神の摂理によるものでありましょう」

彼は一八六八年、管理職を辞し一八八三年まで元気に退職生活を送り、八八歳で死の床についたのであった。

第6章

陸軍医学校とその教授たち

ナイチンゲールがスクタリに着いてまず気付いたことは、積極的な医療奉仕★17ということに関して医師たちに特別な訓練が必要であるということであった。彼女は、若い外科医補たちが戦場や病院の衛生学について特別な教育をまるで受けたこともなく、また従来の外科手術の慣習に従ってさえいれば事が足りるという考えをもっていることを知らされたのであった。このことは、彼女が若い陸軍の外科医補たちとの話し合いから、大切であると思った諸々の項目をまとめて陸軍衛生委員会に提出した際の手書きの覚え書きが現在残っているが、これ

★17　active service：患者が訪れたり、問題が発生してから動きだす医療活動ではなく、患者のもとに訪問し治療したり、問題がおこるのを未然に防ぐという医療奉仕を指している。

を読むと、その間の事情がよく理解できる。それは、次のように書かれている。

「外科医補――奴隷のような生活。知らず知らずのうちにうつ状態となっている。宗教心全くなし。献身的精神なし。我々は紳士諸君がすべての自由とほとんどすべての知的生活、すなわち科学的自由を奪われて他の世界にとり残されていることを何とかしようと闘ってきました。

セント・ポールは、かつて金の亡者であったとしても、改心後は決してそうではありません」

ナイチンゲールは戦場で教育センターを開設するという仕事を始めた。彼女は到着して三カ月後に、シドニー・ハーバートに手紙を書いている。そしてその内容は、医学的教育を受けていない女性が書いたにしては驚くべきものであった。日付は一八五五年二月二十二日で、要点は次のようなものである。

「私たちが要求することは、容易に実行できるものだと思います。すなわちスクタリで医学校を開設することなのです。我々はこれまで、医学の普及を進展させ、それから派生する諸分野を進歩させるというとても良い機会を逸してきました。ただ、ここには手術室もありませんし、検死解剖はほとんど行われず、死体はすぐさま死体置場に移されてしまいます（ある有能な外科医の一人は、そのような設備がないために何百人もの人たちの命を無にしてしまったということを私に話してくれました）。またここでは、死亡者の年齢が何歳であるかという統計が全くとられていませんし、どのような治療がなされたかという記録や統計もないのです。死後の身体の様子や、その治療が多くの人間の命を救うのに役立つかどうかという重要な点等に関する統計はほとんど残されていません。また、その統計をとることを義務づけられてもいない有様です。ここにある記録なるものは非常におそまつであり、例えばある例では単に、〝何月何日、一人の男が死んだ〟という程度ののしか残っていない始末です」

彼女は、その必要性を感じただけでなくその解決策をも提案したのであった。

「兵営病院の前に以前補給部隊将校が倉庫として使うことをことわった建物が一棟あります。そこを医学校として使うことを願い出てみました。それは特殊な目的をもって建てられたものではなかったので（敢えてここにお伝えしますが）、修理に三〇〇から四〇〇ポンドほどかかりました。ここの若い医師たちは、ロンドンの解剖学者と同程度の一流の解剖学者ではありますが、病理学者としては全く訓練不足な人たちです。モービッドの解剖学書のことはほとんど知られていないし、治療のための科学というものは何も学ばれていない始末です。しかしこのような第一級の外科医の要求と計画とに従って、私は大変高価な手術台と解剖台を彼らに買い与えることにしました。しかし、彼らはその足を折り、あたかも暖炉の薪木のようにそれを燃やしてしまったということを、私は後になって知りました。

この建物では、すべての事柄が私の望んだ目的に向かって進行してはいませんでした。ここでの教育は人手不足のため、生理学と病理学に関する二人の講師と一人の解剖学の講師が若手の医師たちに手術を教えたり模範を示したりするようなことしかできず、それ以上の満足なことは何もできませんでした。彼らの人間性が自分の職業に対してもっと忠実であったなら、将来何百人もの命を救うことができるということが理解できたはずですし、また他の種々の欠点にも気が付いたはずなのです」

このように、前もって主任軍医将校に相談することもなく、医学教育を受けたこともない一個人による重要な、しかも大胆な提案は人の心をゆり動かすものがあった。彼女の一見風変わりな提案の主旨は、最後の一文に集約されているものと思われる。ナイチンゲールのこのような計画は非現実的であり、その当時は何の効果も現わさなかったが、彼女が軍医養成に特別の興味をもったということは、後に王室軍医学校が設立されるきっかけをつくったことになったのであった。後になって、陸軍の衛生状態を調査するために王室調査委員会を設立しようという話し合いの間も、ナイチンゲールの心中は陸軍医学校の開設ということでいっぱいであった。パンミュア卿は、最初に会見した時（一八五六年十月）、彼女の意見すなわち委員会の目的の一つがこのような学校の設立にあるということを好感をもって受け止めたのであった。

そして次の日には、医学校設立の原案作成をレフロイ陸軍大佐に依頼してもよいかと彼女に対して了承を求めてさえきたのであった。

一八五六年十二月に、サザーランド博士はナイチンゲールに「本格的な医学校を設立する必要はありません。しかし、野営、救急医療、野外の作戦、負傷、伝染病、生理学的解剖学、統計学、風土学、衛生報告等に関して特別の教育を与えればよいでしょう」という意見を述べた。彼女は博士のこれらの諸項目はあまりにもあいまいであり、野外の作戦のみ強調しすぎていると考え、教育の期間に関して次のように述べている。『教える』ことそれ自体は必要と考えられている実施訓練ほど長くはかかりませんから、私は二年くらいが適当であると思います」

一八五六年十二月末にレフロイ大佐は学校設立の計画の原案を送り、彼女に意見と批評を求めてきた。
彼女は原案の部分ごとに辛辣な批評と建設的な意見を述べたが、まず第一に次のようなことを批評した。全体において、この原案は将校たちがすでに修得した予備訓練や科学性および実地訓練をほとんど評価してとりあげてはいない。このような程度の計画ならばすぐにも実施可能である。なぜなら、学生たちが十分な実地訓練をほとんどしなくてもすむようになっているからである。彼女はつけ加えて――

「民間の医学校では、生徒たちの実習が不十分であるということは認めてはいないでしょうが、おそらく学生の五パーセント程度がその機会を享受できるにすぎないというのが実状なのです」

レフロイ大佐はその原案のなかで、医学校の場所はロンドン近郊にすべきであり、そうすれば医学専門家や博物館、大病院の講義室、図書館も近く、たやすくそれらを利用できると提案している。ロンドンの医学図書館利用という点に関して、ナイチンゲールは厳しい意見を述べている。これらの図書館の規則によれば、このような利用法は個人的な友達がいれば可能であろう。しかしチルジャル医学協会および外科大学の図書館はそれらの設立の主旨からいって自治体に非常に近い組織のものであることを考慮されたい、と。また、前に述べたように、教育期間に関してレフロイは一年説なのに対して彼女は二年説を唱えていた。

その原案には、その医学校の教官のいく人かは軍人であること、しかし民間の十分な経験を積んだ内科医も必要であると述べられている。ナイチンゲールは次のように意見を述べている。「超一流の腕をもっている医者でも、教えることに対しては能力がない場合があります。すぐれた技術をもっている人が、すぐれた教師になることはごくまれである」。彼女はすぐれた教師は年俸三〇〇から五〇〇ポンドの間で赴任してくれるだろうと考えていた。そして学生が臨床医学の訓練を目的に、貧しい患者のための施療院を開くことは賢明であるかもしれないと実際的な示唆をつけ加えている。彼女は、その先生たちを教授よりも指導教官と呼ぶ方がよく、また五十五歳になったら退職すべきであると考えた。そして、先生というものは専任であるべきだと忠告している。なぜなら、教師という全体的あり方は全身全霊の働きであり、真剣にやればやるほど、専念するようになるものだからである。それゆえ、教官はその学校に出向された陸軍医学将校であってはいけないし、また他の任務を兼任している人であってもならない。

レフロイは次のような提案をした。学生たちのいく人かに対しては、いくらかの授業料を払わせるようにすべきである。なぜなら、ある意味において開かれた医学校という印象を与えるためである。これに関してナイチンゲールは鋭い意見を述べている。

「生徒たちは、月謝を払うのではなく、かえって何らかの形で報酬を受けるべきです。そうすれば彼らはより責任のある立場に置かれるからです。彼らは予備医学教育を受けており、すでに多大な金額を支払っているのです――四〇〇から六〇〇ポンド程度――。ですから一年に八十ポンドの報酬を受ける資格はあると考えてよいでしょう」

さらに学校を開設するにあたって、彼女は次のようなことをつけ加えている。

「この学校に関して他のすべての医学校から大きな反対を受けるでしょう。しかし、これは実に実習のための学校であり、生徒たちは〈学生〉ではなく〈訓練生〉と呼ばれるべきなのです」

入学者の選抜は競争試験によって行われ、合格した人々は、まず第一にふさわしいしつけを受けるため一年間連隊へ配属され、それから特別の訓練を受けるため、陸軍医学校へ送られることが提案された。その後、彼らは再び試験され、その最終試験の結果により再び配属されることになった。ナイチンゲールはこのことに憤慨して問い正した。

「〝しつける〟ですって？　しつけるとは、実際に何を意味しているのでしょう。医学生が多ければ多いほど、士官の数が減り、食堂にたむろしている人たちの数も減るでしょう。それなら良いことかもしれませんね。軍人なら病院においてこそより良くしつけられるものです。彼らが任務に就く前に学校に行けばよいのです。ある人は入隊したとしても、連隊の仕事に適していないかもしれません。また他の人は、他の陸軍の医学の場に適するかもしれません」

さて、学校設立の原案の最後の項はその管理方法について述べられている。それは次のとおりである。「この学校は、陸軍病院部の最高責任者と学校の監察員管理部の下に監視されるべきである。監察員のいく人かは民間人とする。国務長官との連絡は陸軍教育部の最高指揮官を通してなされなければならない」。これに関して、ナイチンゲールは厳しい批評を加え、こう書いている。

「学校は独立した組織でなければなりません。最高指揮官も他のどんな人にも、すべての教官の要求を知り得ることは不可能です。陸軍病院の最高指揮官一人に、科学的な、また経営的な仕事をまかせるということは非常に大きなまちがいを犯すことになります——このようなことをすれば、最悪の結果を招くことになりかねないでしょう」

この先覚的な女性は、大学卒業後の教育問題において、少なくとも五十年先の時代を先取りしたと思われるような大変重要なあとがきを付け加えているのである。

「この学校の最も重要な恩恵は、植民地から来る軍医将校たちに与えられなければなりません。彼らは、一定期間ごとに休暇をとることは許されて、この学校に派遣され、知識や技術の水準を向上させ、また年々進歩していく民間医学の程度にまで実力を高める機会を与えられるべきです」

医学学校の計画の概略は、委員会が召集される前にほぼ完成していた。そして、よく知られているように四つの分科委員会の一つに、大まかに立てられた計画を実行する任務が与えられた。しかしそれは義務の怠慢のため、言い換えれば陸軍医学部が故意に協力しなかったために大幅に遅れた。ナイチンゲールは何度も繰り返して、〝どの報告も自分勝手なものばかりである〟という言葉を述べている。そして、計画が遅れているのは何らかのかくされた原因があるということを認識して欲しいと、ハーバート氏に訴えた。陸軍省は、医学校の教育部門を民間人に開放することに反対し、学校の開設を一八六〇年まで延期したのであった。教授たち（それは最終的には彼らにあてはまる肩書きとなったのである）の人選は、一八五七年ナイチンゲールによって行われた。しかしこの決定は一八五九年まではっきりと公認されたわけではなかった。トーマス・ロングモア氏は外科の教授に、E・A・パークス博士は衛生学の教授に、そしてエイトキン博士が病理学教授として任命され、学校は開設され発足した。その学校の設立はナイチンゲールの働きによるものであるということは、当時よく知られていた。一八六〇年、フォートビットあての手紙において、ロングモア教授は、次のように述べている。

「この医学校を創設したことについて、ナイチンゲール女史に我々は感謝しなければなりません。彼女は、陸軍の他の改善には報われなかった非常に長い忍耐強い努力を続けてきたのであり、このことを一つとっても、英国軍人にとって測り知れない恩恵を与えたという栄誉が彼女に与えられなければなりません」

《陸軍医学校の初代教授である医師たち》

E・A・パークス博士

医学校が開かれた時、任命された教授たちのなかでも、パークス博士こそは文句なしに立派な人物であった。ナイチンゲールはクリミア戦争で彼と会った。彼は大学病院医学学校でのすぐれた経歴をもっており、また戦地に出征した時（一八五五年）は、大学病院の臨床医学の教授であった。政府からスクタリの陸軍病院の混雑を緩和するため、適当な地位について民間の病院を設立することを要請されていた。彼はレーキオイの地を設立場所に選び、一年間そこで病院を管理する職についた。

彼は高潔な人格と高い学識の持ち主であった。英国学士院の会員であり、また衛生学の分野においては国際的名声を博していた。彼の論文や研究は、その学校に非常に高い名声をもたらし、高潔な人格は学生たちを大いに奮起させた。一方、彼の賢明なる管理と助言とは、学校を創立するにあたって多大の助けとなった。一八六〇年、チャザンに学校が開かれた当時、ナイチンゲールにその学校で実施されるべき講義の要項を送り、まもなく進行の状況について報告したのであった。

「ここにいたっては、私には何の不安もありません。ロングモア氏もエイトキン氏も大変すぐれた教官であり、とても人気があります」

三カ月後に彼は手紙を書いている。「私はあなたにチャザンでぜひお目にかかり、あなたの仕事でもある私たちの仕事をぜひ一度見ていただきたいと思います」。また他の手紙では次のように述べている。「私はあなたとハーバート氏とが協力して創設したこの学校について、あなたに感謝の念を禁じえません」

前述のように、ナイチンゲールはコレラが、水によって運ばれる微生物の働きによるものという事実も、接触伝染との事実も信じてはいなかった。彼女はこの考えを頑強にもち続け、それに反対する者に対しては猛烈に反論した。パークス博士でさえも、彼女と違った見解をもっていると知った時には遠まわしな表現をしなければならなかった。例えば、一八六一年十二月に、彼は次のように書いている。

「私は、コレラが伝染病であるという強い主張をもち続けてきました。あなたの手紙を読んで、コレラ伝染の状況について多少の恐れをもちつつ、敢えて述べさせていただきます。ここ十二年間に水の働きによってこの病気が突発的に広がるという事実があきらかになったのです」

ナイチンゲールとパークス博士の相互信頼の上に成り立った友情は、一八七六年、パークス博士が全身性の結核で亡くなるまで続けられた。彼が書いた晩年の手紙の一つは、ナイチンゲールへあてたものであった。それは一八七六年三月七日付で、彼が亡くなったのは三月十五日であった。その手紙には、ナイチンゲールに対する深い尊敬の念が表れており、パークス博士の人柄が行間にうかがわれるものであった。

「親愛なるナイチンゲール女史へ
あなたのお手紙が、程なく死の床となるであろう私のベッドへ今届きました。おそらく、あなたがこの手紙をお受け取りになる前に、私は神の裁きの前に召されるでしょう。あなたのお言葉を読み、それに感謝しております。二カ月ほど後に、『個人の健康管理』という小冊子が出版される予定です。その一部をあなたにお送りいたします。私はその本のなかに、二十六ページほどのスペースを与えられました。私はできる限り簡略にわかりやすく多くの衛生学に関する知識を書きました。私はそれがあなたにとっていくらかでもお役に立つことを願っています。またその文章はもっぱら貧しい人々に対して話しかけているものです。私はあなたがこれまでに私に与えてくださったすべての援助に対して感謝を、そしてあなたに祝福をお送りしたく存じます。

E・A・パークス」

彼の死後、ナイチンゲールはアクランド博士への手紙のなかで次のような追悼の辞をしたためている（一八七六年三月十七日付）。

「拝啓
あなたの大変価値のある工学および公衆衛生についてのパンフレットを心から感謝し

ております。
　私たちの親しい友、パークス博士の逝去は私に深い悲しみをもたらし、またこれから先のネトレイの陸軍医学校についても心配になってきました。彼は全く得がたい実に謙遜な人物の一人でした。学校に及ぼした彼の影響力はかけがえのないものです。——彼がいなかったら、他の誰がこのような立派なことをなし得たでしょう。彼が学校を中心として広めた知識や技術は、諸方に広がり、英語圏の国々、またそれ以外の国々にまでも浸透していくことでしょう。私にとって彼は、シドニー・ハーバートと共に学校設立の諸事情を知る最後の証人となることでしょう。学校を時計に例えると、彼はその主要なゼンマイだったのです。もっとも、あなたは私以上に彼に感謝しているのですから、パークス博士の力量やすばらしい才能を改めて数えあげなくともおわかりのことでしょうが」

彼女は学校の将来を案じ、再びパークス博士の晩年を次のように書いている。

「パークス博士は本当の意味でのクリスチャンの英雄の模範のような、大変清楚な方でした。これほど清潔で、自制的であり、他の人々に対しては誠心誠意助力をし、自身に対してはまるで構わないというような、このような人物は見たことがありません。彼の死は、キリストの復活のようなものでした。彼は死ぬ時、口述筆記をし、学校のため、衛生学の知識の普及、または他の有益な事柄や、陸軍の目的について、いろいろと述べていますが、自分自身については何も語りませんでした。兵隊の雑嚢や装備のこと、軍隊での健康、効率、居心地の良さや、種々の事柄に関する論文を、もはや彼がペンを持つことができなかったであろう三月五日まで書き続けました（発表されたのは二カ月後ですが）。三月十五日、彼は非常に意識をはっきりともち、話すことのできる限りの伝言を残して（友人のロングモア教授によると）、永遠の眠りにつきました。それは、本当に英雄の死そのものでした。（たった五十六歳だったのですが）――年老いた英雄のように――祝福と祈りとともに天国に召されました。私たちはいつも彼と共にありたいものです。そして彼がやり残した仕事を、私たちがやり遂げようではありませんか」

ナイチンゲールは、この医学校が廃校になるかもしれないということをよく知っていた。一八六九年に、彼女はカードウェル氏に学校を廃校にしないように頼んだ。その当時（一八七六年）は、ギャゾーン・ハーディ氏が陸軍大臣であった。彼の恩恵により、学校を維持する計画を願い出た。大臣がその訴えをより確実に聞き届けてくれるよう、彼女は義弟のハリー・ヴァーニー卿に依頼し、彼がその覚え書きを持参してハーディ氏への会見を願った。そして、その覚え書きをハーディ氏に読んできかせた。

このような方法は先例がなかったので、その陳情に対してある人々は偏見をもった。しかし、ハーディ氏はこの事情を聞いても、すぐに判断することはしなかった。

三週間後、彼はハリー卿あてに、学校は今までどおり存続させることとなったという良い知らせを送った。こうしてナイチンゲールはもう一つの成功を勝ち取ったことになるのである。

外科教授　トーマス・ロングモア氏

トーマス・ロングモアは、陸軍医学校の初代外科教授であった。彼はセバストホールの郊外にある軽騎兵師団の将校で、トーマス・アレキサンダー博士が彼の上官であった。彼は、軍隊活動が非常に貧弱な設備の下で行われ、また医療面においては大変おそまつな状況下にあることを隠さず訴えることのできた数少ない勇敢な将校の一人であった。一八五四年十月、彼は家へ長い手紙を送り、その手紙は十一月八日のデイリー・ニュース紙に掲載された。それには、セバストホール周辺のひどい状態があからさまに書かれている。ナイチンゲールは、後に軍医総監となったアレキサンダー博士の推薦により彼を任命したのである。彼女が実際にロングモア氏に会ったのは、それから数年の後であり、それは一八六四年八月、彼がある問題について彼女に会見を求めた時であった。彼女は彼にハンプステッドに来るように（その当時彼女はそこに滞在していた）取り計らい、「私は親しい友アレキサンダー氏の友人に会うこともなくこの世を去るのはとても残念に思います」という言葉を添えたのであった。彼女は十五分の会見時間を用意していた。

その会見の後、間もなくナイチンゲールはチャザンに設立しようとしている兵舎の件でロングモア氏と何通かの手紙を交換した。これは、政府の援助の下に篤志家制度をとっており、その目的は兵士たちのレクリエーションの場を用意することであった。それは彼女がスクタリにおいて兵士たちのために準備した施設といくぶん似かよっていた。その目的について、ナイチンゲールは明確に次のように述べている。

「私たちは、その場所がアルダーショットのような状態にならないように気を付けなければなりません。そこでは、一般の社会には見られないような、思いもかけない嫌悪感があります。兵隊たちが兵舎の外に出た時には、酒保やパブを探すというような気ばらしや休養や娯楽の場所であったり、金儲けだけの場所にしてはいけません」

その後ロングモア氏はジュネーブの国際会議の代表者に任命された。そこでは、国際的組織における篤志看護と配置における諸々の問題が討議された。彼はそれについて逐一ナイチンゲールに相談した。そして彼女は次のような手紙を書いている。

「戦争のかけらもないようなジュネーブという小さな場所で、そのようなことが議論されようとしていることが非常に不条理であるということは、改めて言うまでもないでしょう。彼らは、政府から責任をのがれようとしているだけなのです」

ロングモア氏は医療奉仕の中立を主唱するデュナンの小冊子を彼女に送った。そこに医療奉仕の中立制度は、赤十字となるべきであると書いてあった。この会議は、ジュネーブ会議として知られている。それについてナイチンゲールは、ほとんど興味を示さなかった。

「政府が立場上署名するということが、政府にとっては大した害にならないことは、私にはわかります。それは、ヒューマニティというものが傷ついた人に対しては必要であると宣言するだけのものではありませんか。それはちょうどオペラの合唱のようなものので、もし主なヨーロッパの列国が〝もうこれ以上残酷なことはやめよう〟と歌うだけなら、また英国人も残酷なことをしないと歌うだけだとしたら、私はとくに不服を言うことはありません。しかし、それはただの誓いのようなものです。誓いを守る人々が誓いをもたない人と同じことを、あるいはするかもしれません。しかし、もし人々が誓いをもたずにそれをしないとしたなら、たとえ誓いがあったとしても彼らはそれを守ろうとはしないでしょう。例えば英国とフランスは会議で署名したにもかかわらず、敵兵の負傷に対してより親切にすることはないでしょう。この会議は、考え方の違う国がいくらか考えを改めるようにする効果は、なるほどあるでしょう。しかし実際はどうでしょう。私は自分自身を残忍な人間と思いたくはありませんが、戦争においては強い軍隊が多くの人間を殺せば殺すほどよいという異常な状況を想像することができます」

　ロングモア氏は教授として五年間つとめた後、ナイチンゲールによってこの学校に拘束された状態にあったので昇進の機会を失い、その結果大きな損失をこうむったので退職したい旨の手紙を書いた。ただちにナイチンゲールは、教授職を続けるように、今までに働いていた分も含めてそれに見合った額の報酬を与えることを約束し、断言した。ロングモア氏への手紙の一つに、彼女は「あなたの存在は、大変貴重なかけがえのないものです」と述べている。

　ロングモア氏とナイチンゲールの手紙のやりとりは、一八八二年まで続いた。最後の手紙で、彼はネトレイでの看護師の訓練について書いている。そこでは国家看護師慈善協会のために特別指導コースを設け、最終的には資格試験が行われていた。ナイチンゲールは、その一連の問題の写しを送って欲しいという手紙を書いている。私たちは彼女が資格試験の偏重を好まなかったことを知っている。しかし、私たちは今その資格試験に対しての彼女の意見が具体的にどういうものであったかを知ることはできない。

ロングモア氏は一八八七年爵位を授与され、一八九五年永遠の眠りについた。彼は、『弾丸による負傷』(第一巻一八七七年、第二巻一八九五年)ならびに『リチャード・ワイズマンの生涯』というすぐれた書物を残している。

ウィリアム・エイトキン卿(一八二五~一八九二)

ウィリアム・エイトキン博士は、陸軍医学校の初代の病理学教授であった。一八二五年ダンディーで開業医の息子として生まれた。エディンバラ大学で医学を学び、そこで医学博士となった。その後グラスゴーにある王立病院の病理学者に任命された。一八五五年、彼はS・D・リオン博士の助手としてクリミアに送られた。当時軍隊に広まっていた大変重い病気の本態についての調査を行った。ナイチンゲールは、スクタリでエイトキン博士に初めて会ったようである。その際に彼女が、そこの病理解剖のおそまつさを知り、興味をもったということは十分に考えられる。さもなければ、スクタリで若い医師たちにその問題に関して講義することを提案したことが非常に奇妙になるのである。

一八六〇年、エイトキンはチャザンにあるフォートピットの病理学教授に任命された。そこは医学校が最初に建てられた場所であった。はじめ彼は単に博物館の管理者として任命された。しかし、シドニー・ハーバートは（おそらくナイチンゲールも）、彼を教授の地位にするべきだと考え、この結果その地位に任命された。エイトキンは病理学博物館を建てること、ならびに病理学研究所設立にまで拡張し、そのうえ学生に病理学講義を行うなどの骨の折れる仕事をした。しかし、その過程で多くの障害がおこり、また計画が遅れたりしたため、彼は長い苦情を述べた手紙をナイチンゲールに送って、彼女の力により物事が順調に運ぶようにと願い出ていた。彼女は彼の度重なる要求にも腹を立てず、いつも彼をなだめていた。その苦情には理由があったということは、ナイチンゲールが一八六〇年九月三日に陸軍大尉ギャルトンに送った手紙を見るとわかる。

「親愛なるギャルトン大尉殿

この土曜日、私は陸軍医学校の教授から大変絶望的な一通の手紙を受け取りました。教育資金の裏付けがまだ何もないというのです。十人の学生が到着しましたが、彼らはむき出しの壁を見て、彼らの仕事のための準備は何もなされていないことを知り、〝学校が一ぱい食わした〟と思い込みました。さらに不幸なことには、その第一印象は学校の将来に深刻な影響を与えるかもしれないということです。もしこの若い人たちの一人が『ランセット』にそのことを書いたら、学校にとって完全な損失となることでしょう。……それではこうむる打撃が強すぎます。私は、陸軍省が近くのティンバクトゥーにあって欲しいと願わずにはいられません。本来私たちは陸軍省なしでも改善することができるはずです。学校そのものは非常に小さなものであるとはいえ、この学校はまさに一つの典型的なものであり、今までのすべての活動の画竜点睛ともいうべきものなのです。ですから問題点が出つくしていることをむしろ私は喜んでいます。ほんとうにそうなのですから。私はハーバート氏に手紙を書き、この実情を告げることにいたします」

エイトキン教授は、ナイチンゲールの観察力に対して高い評価を与えていた。ある時、冬季のスクタリにおける気温の記録をもっていないかどうかを彼女にたずねた。彼はその要求を次のような言葉をもって結んでいる。「もしあなたから、何の返事も得られなかったら私は自分がそれを得る資格のない人間と思うことにいたします」。またある時は、彼女がグラスゴーの新聞にある記事をのせようとして、彼にその手助けをしてくれるかどうかをたずねた。エイトキンはすぐに返事を書き、「私はあなたのお役に立つ時間を見い出せないほどいつも忙しいわけではありません」と述べている。

後になって彼女がセント・トーマス病院で学校を開こうとしていた時、彼は看護師養成についてて助言をしている。それは現在の看護学にも通じるようなものであった。

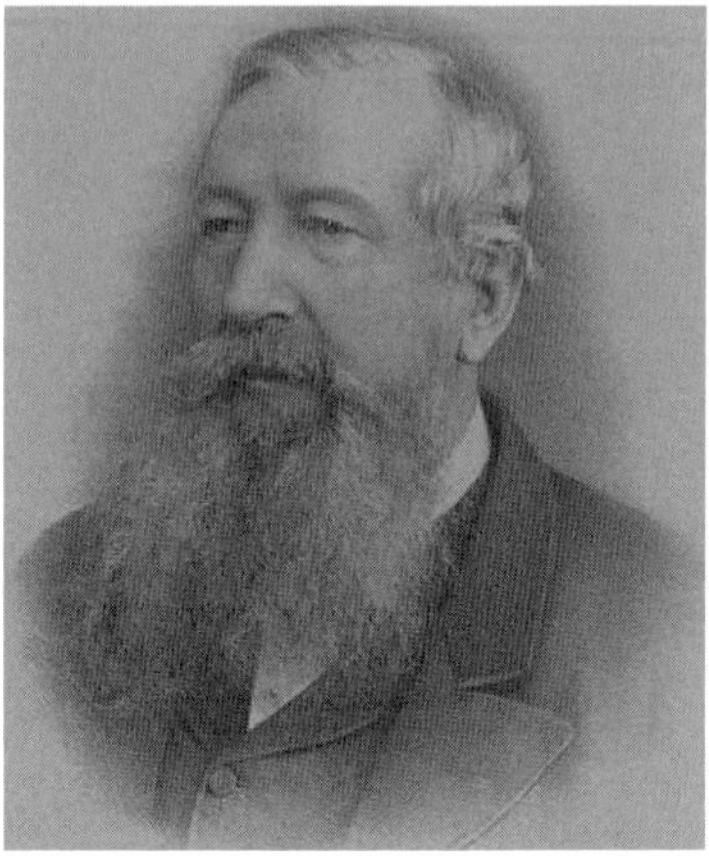

ウィリアム・エイトキン卿（1825〜92）
陸軍医学校初代病理学教授（1859〜92）

「私は彼らの教育の領域を知りたいと思います。またさらにそれを発展させたいと思います。もし彼らが一つの病院で単独に教育されていたら、その病院で行われているすべての方法にとらわれた偏狭な看護師になるでしょう。ですから、セント・トーマス病院での教育に加えて、他の小さな特別の病院の実際面を見ることは、彼らにとって有益なことだと思います」

陸軍医学校が創立された年の終わりに、ある内紛がおこった。それは学生と教官との対立ともいえ、また学校管理に関する問題ともいえるものであった。それは、彼らが入学する以前に決められた試験の時期に関することであった。ナイチンゲールは、競争試験をすることには賛成していた。彼女が古い制度を用いるのに反対していた大きな理由の一つは、軍医総監が掌握している人事と推薦の権力が、適材適所の人事よりも彼の恣意をみたす人々に利益を与えるための制度であったからである。学校の最初の規則には、課程の終わりに競争試験があり、この試験の結果により任地が決まると述べられていた。現在、陸軍医療部への志願者は、彼らが軍隊へ入る前にロンドンで競争試験を受けなければならなかった。その試験の結果は公表され、後に任務につく際の基準として考えられることになっていた。表面的には、新しい大学の第一回生には学期の終わりに任地を決めるための二次試験があるということをあらかじめ説明していなかったし、少なくとも彼らはそれを理解してはいなかった。その結果、彼らがそれを知った時、実に不当であると思い、教授たちも彼らに同調したのであった。

そこで事のなり行きはこうなった。二次試験はそのまま行われるが、それは競争試験としてではなくまた任地を決めるためのものでもない。任地は入学試験の結果で決められる、という提案がなされた。このようなことを軍医総監ギブソンが学校を訪れ、学生たちに示した。しかし彼は学期試験の結果は（個人的に）考慮に入れようと思っていると述べ、教授たちもそれには賛成した。次の日軍医総監が再びやって来て、残念なことにハーバート氏がこの計画に同意しなかったので、志願者は二次試験を受けなければならないと通告した。これは教授たちの怒りをかい、また二次試験の準備をすることに支障のある多くの学生たちを怒らせた。ギブソンはハーバートを非難したが、最終決定はナイチンゲールにかかっているということは疑いもないことであった。エイトキンからの訴えの手紙で、彼女は非常に不愉快にさせられた。一八六一年二月二十六日の日付であった。

「お話しする前にお知らせすべきだったのですが、一学期の最後の授業が先週の木曜日に終わったはずです。しかし、私はこの事件をお知らせするのを少し熱が冷めるまで待っていました。私はもっと良い方法が残っているのではないかということを、敢えて申し上げることはしません。事の真相について、我々はすべてその事件は終わったと考えていること。——ただ我々とギブソン氏との関係や、地方出身の学生たちとの関係についてあまりよく知られていないことです。パークス博士が、その問題について私に書いてくれたように（彼の人好きのする性格から出た）穏当な表現を使った方が、私自身の言い方を用いるよりはよいでしょう。彼は『軍医総監のとった処置は非常に立派なものでありますが、二十四時間以内に彼の考えが変わったということを理解するのは困難なことです』と述べています。しかし、上院議員の最後の会議の時（二十日、水曜日）、ギブソンからは何の説明もありませんでしたし、そのことは、かえって問題を悪化させました。彼の優柔不断により、教授たちをとるに足らない二律背反に陥れたということを彼は非常に気にしていました。学生たちに対して、二次試験を行うという彼の方針に関してここにあなたの注意を喚起したいのです。私たちはその人たちに対して不公平であったということに、異議はありません。——そして、ハーバート卿の最初の答えは私と見解を異にしているとはいえ、また軍医総監がそれを支持したとはいえ、彼が第二の手紙で最初の考えを撤回したということは事実なのです。等々……」

同じような状態がしばらく続いた。そして教授たちも学生も、競争試験を再び彼らに課すという最終的な決定があったとしても、敢えて賛成をしなかったことはあきらかであった。最終試験があるということは、彼らには何の通知もなされてはいなかった。ハーバート卿が、ナイチンゲールと前もって打ち合わせをせずに学校に指図を与えたので、誤解が生じたのであった。しかしながら、学校でどんなに深刻な反対があったかを知った時、彼女はすぐその指図を変更したのであった。即刻三月二日エイトキン博士は、ていねいな手紙を彼女に送っている。「正しい路線上に私たちの汽車を置いてくださったことを心から感謝いたします。我々は、大変驚きましたが、急遽面倒なことを回避できました」。エイトキン博士はすばらしい教師であり、著者でもあった。たいへん有名な医学の教科書を出版し、多くの版を重ね、一八八七年、記念祭(the Jubilee year)の年に枢密院の会員となり、爵位を授与された。彼は、一八九二年まで教授の職にあり、その後退職し、三カ月後に亡くなったのである。

第7章

陸軍医療部の軍医総監たち

アンドリュー・スミス卿(一七九七〜一八七二)……軍医総監(一八五三〜一八五八)

クリミア戦争がおこった時、アンドリュー・スミス博士は軍医総監の地位にあった。一八一五年に「病院助手」として入隊したが、陸軍のなかでも功績のある経歴の持ち主であった。彼は長年南アフリカで軍務についていた。ナタールが大英帝国の植民地となったのは、彼の助言によるところが大きいとされていた。それまで彼はクリミア戦争のような大きな戦争を経験したことはなかった。そのうえ、職務遂行のために与えられた部下の数ははなはだ少ないものであった。彼の直面した困難は、病院の種々の問題を相談したい時には五人もの上司にその事情を説明しなければならず、それは大変面倒なことなのであった。彼の性格は、それらを軽々とこなしていけるほど強くはなかった。

ナイチンゲールは、クリミアへ行くために彼からの許可証を得る必要があり、一八五四年十一月、スミス博士にはじめて会見したのであった。シドニー・ハーバートがスクタリへ行く看護師たちの管理者としての権限を彼女に与える前だったにもかかわらず、彼は許可証を快く承諾した。開戦の年におこった病院の混乱の多くは彼の責任ではなく、不運なことがたまたま頻発したにすぎなかったのである。戦地から遠く離れていて、その出来事の本質を知ることができなかったことは、スミス博士にとってたしかに不利であった。なぜなら、彼は上からの命令の実行は人まかせであったからである。ナイチンゲールはスミス博士を通すことなくシドニー・ハーバートに直接報告できるという特権をもっていた。一方、スミス博士は医務部長や他の将校たちから報告される情報に頼らざるを得なかった。そして信頼できる情報が内容も知らされないままに、他の特別の経路で大臣に直接伝えられるということについては内心おもしろくないものがあったと思われる。

一八五六年、ナイチンゲールが実際見てきた多くの衛生面や管理面の欠陥を改善しようという熱意に燃えて英国に戻ってきた時、彼女はその件を軍医総監に持ち込まずにヴィクトリア女王の賛意を得、さらに陸軍大臣パンミュア卿との個人会見というやり方でその目的を達したのであった。彼女は衛生委員会の人選についてパンミュア卿と討議し、そして委員会に対する親任状は女王の署名が文書に添えられるまで、アンドリュー卿〔スミス博士〕には提示されなかった。これは、軍医総監からの反対をさけるために意図的になされたことなのであった。

二人の間に信頼関係があったとすれば、まさに驚くべきことであろう。ナイチンゲールはアンドリュー卿を高く評価してはいなかった。アンドリュー卿が、陸軍の医療活動における活動方針について委員会から尋問された時、彼はその当時にとられていた方法を説明したにすぎなかった。それに対するナイチンゲールの意見は次のとおりである。

「スミス氏の証言は、なかったも同然のものではないでしょうか？　私は慣例というものには従わず、またえこひいきもせず、古株であることの特権を用いたりもしません。私はただその仕事に最も益となるにはどうすればよいかという判断により、自分自身を奮い立たせているのです。自分の部下が明日の踏査でどうなるかも知らないその日暮らしのような紳士や教育のある人がなんとたくさんいるのでしょう。彼らは明確な基準ももたず、その仕事について最も良いことはこれであるという私の判断を考慮に入れるということもありません。これがなんと陸軍医療部の組織であり、これが典型的な型、典型的な管理というのです」

――レバックの尋問において、スミス博士はクリミアへ行った看護師たちが有益な働きをしたということに対して、不本意ながらも是認せざるを得なかったのだろう。

他の章で述べたように、非常なかしこさと才能をもってナイチンゲールはパンミュア卿を説得し、確実に目的を達することができるように、自分の考えに共鳴している人たちを委員会の構成員に選んだ。アンドリュー・スミス卿もその委員の一人であったが、彼が反対したとしても投票によればその意見を無効にすることができるようになっていた。最初彼はその委員会が有益なものであるどころか、害を与えるものと考えて、委員会の設立そのものに反対したのだった。ナイチンゲールは極力表面に出ないで彼女の支援者を通して働きかけるという方法をとった。その人たちのなかには、ハーバート卿、アレクサンダー博士、ジェイムズ・クラーク卿、オーガスタス・スタフォード氏、そして、J・ラナルド・マーチン卿等がおり、このことは委員会の構成員それぞれが独自の判断をするという雰囲気づくりに貢献した。ナイチンゲールは委員会に出席するということはなかったが、寄せられた質問に関しては長い書簡を送っていた。委員会の報告書は、サザーランド博士の助力を得てほとんどナイチンゲールがつくりあげたものといえるのであった。調査が進むうち、アンドリュー卿は委員会の目的を理解し始め、それに共鳴するようになり、やがては報告書に署名をしたのである。彼は一八五八年六月二十二日、軍医総監の地位を退いた。ナイチンゲールはほとんど残念がることはなかった。というのは、彼が委員会の勧告を妨げたこともあり、むしろ次の軍医総監は改革に対してもっと積極的な人物を選ぶことが必要だと考えていたのであった。前にも述べたように、彼女はジョン・ホール卿がその後任に任命されることを懸念し、正当な手段によってそうならないように手配したのである。彼女は、シドニー・ハーバートを通じて、ピール元帥と会見し、アレキサンダー元帥を後任として任命することに成功した。

トーマス・アレキサンダー博士……………軍医総監(一八五八～一八六〇)

トーマス・アレキサンダー元帥は、クリミア戦争で立派な功績をたてた。また会戦中、彼が医学管理に大変心を配っているということはよく知られていた。サザーランド博士はナイチンゲールに、たとえそのことが彼をカナダから呼び戻すことになろうとも、万難を排してアレキサンダーを衛生委員として任命できるよう努力することを約束した。これは筋書きどおり行われた。前述のように、アンドリュー・スミス卿の退職後、アレキサンダーがその後任として任命されたのはひとえに彼女の努力のたまものだったのである。シドニー・ハーバートはこれをよろこんだ。一八五八年九月十六日付の彼女への手紙のなかで、アレキサンダーの件について非常によろこんでいる旨を述べ、さらに「将来のすべては彼にかかっています。これからあなたはびくびくしながら軍医総監の頭ごしに衛生委員会を運営する必要はないでしょう。アレキサンダーは、よろこんで任務を遂行することでしょう」と述べている。そして、ナイチンゲールは、アレキサンダーを推薦に足る者とみなしたばかりでなく、すべての重要な事柄について相談にのってくれることを期待していた。彼はただちに任務につき、一八五八年十月一日には王室の同意を得て、陸軍軍医将校の総体的な地位の向上と給料の改善に関する王室の親任状を得ることができた。そして同時にこれまでの決定事項を促進するために厳密な規制を設けて、陸軍の軍医として任命されるにはより高い資格が必要であり、また将来軍医となるためには競争試験を受けなければならないということを明確に決定したのである。これらの変革のすべては委員会によって実施され、またそれはナイチンゲールの見解を生かしたものであった。

しかし、アレキサンダーは間もなく彼女の不満をかうことになった。ジョーン・マックネイル卿は、陸軍の医療活動に対して顧問役となる医療機関が必要であろうと提案した。アレキサンダーは、ハーバート卿やナイチンゲールのどちらにも相談せず独断でこの評議会に二人のメンバーを指名した。このことはナイチンゲールを怒らせることとなった。彼女は一八五九年三月二十四日の日付で、ジョーン卿あてに次のような手紙を書いている。

「陸軍医学評議会に関して、あなたはもう少し真剣になって欲しいと思います（なぜなら、それを創設したのはあなたであり、そしてアレキサンダーがそれを台無しにしてしまったからです）。アレキサンダーは、ハーバート氏に何も相談せず、独断で二人のメンバーをピール元帥に推薦し、彼らはただちに受け入れられてしまいました。アンドリュー・スミスにさらにバルフォアが加わり、それは秘密の委員会となってしまいました。私はアレキサンダーが心から恥じているとは聞いていています。しかし、もう遅いのです。彼は、有能な人物や独立心の強い人間を傍に置くことを好まないという通常の役人の典型であると、自分自身を暴露してしまったのです。私はもはや他の人々の愚かな行為により滅びる方がよいという、あなたの友人の哲学的意見には賛成できません。これほどなさけないことはありません。もし、パンミュア卿がこのようなことをしたのなら、別に気にもかけないのですが……」

彼女が腹を立てていたのは明らかであった。なぜなら、彼女はその問題についての発言を全く許されていなかったからである。私たちがもし『陸海軍新聞』の記者の言を信じるなら、アレキサンダーはこのようなことがおきたことについて非常に落胆したということである。彼は双方から非難されていた。新聞には次のように述べられていた。

「軍医将校の利益を増進しようとするシドニー・ハーバートの誠意ある要求は、兵隊や大衆にとっても等しく利益をもたらすものである。しかし、そのような委員会が残念にも密室の輩の手中にあり、しかも彼らは何が最善の方法なのか知らないのである。また彼らは軍医総監を完全に無視しており、これによりアレキサンダー氏が辞任を決意したということは周知のとおりである」

この記事のなかの「徒党」という言葉が実に重要な意味をもつことは明白である。アレキサンダーが辞任するという風聞にもいくつかの確かな根拠があったということである。

その後、アレキサンダーはしばらくその地位に留まり、必要な改革のいくつかをなし遂げたのは幸いなことであった。一八六〇年一月、彼の死によりその意志にそった遠大な計画はうち切られた。彼が軍医総監としてつとめた期間は短かったが、医学機関に大きな意味をもたらした。

ジェイムス・ブラウン・ギブソン博士（後に卿）……………………軍医総監（一八六〇〜一八六七）

アレキサンダーの死後、ナイチンゲールは陸軍医療部と接触することをやめていたが、困難な事態が生じた時にはいまだに頼られていた。ジェイムス・ブラウン・ギブソンと彼女との間に手紙の往復があったという形跡は残っていない。しかし、私たちは彼女がギブソンを認めてはいなかったということを知ることができる。一八六四年八月十三日付の手紙で、彼女はジェイムス・クラーク卿へ次のように書いている。

「ギブソンは私たちにとっては破壊者でした。彼は軍医総監の単なる道具にすぎませんでした。馬番が本当の軍医総督です。……ギブソンの後任にミューアを置くことを企てています。……ギブソンは辞任させられることに関して実に悪辣な手段を用いてそれを防ぐことができました」

彼女のこの陰謀は失敗した。ギブソンは、一八六七年三月までその地位におり、トーマス・ギャルブレイス・ローガンがその後任となり、一八七四年までその役職に留まった。それから後、ミューア博士（後に卿）は軍医総監となった。彼の在任期間中ロシアとの戦争がおこる可能性があった。ウィリアム卿は、サウス・ストリートにナイチンゲールの住居を訪れ、適当な看護師を派遣したいとの考えを伝えた。幸いにもその戦争はおこらずにすんだのである。

トーマス・クロウフォード卿……………………軍医総監(一八八二〜一八八九)

一八八二年、ミューアの後、トーマス・クロウフォード卿がその役職をひき継いだ。ナイチンゲールは、彼が大変近づきやすい人柄をもち、いろいろな忠告や提言も心安く受け入れる人物だということを知っていた。彼は、ナイチンゲールが推薦した看護師をエジプトへ送り、また看護師たちの行動を彼女に報告したりして問題を処理した。

一八八三年、彼は陸軍病院の女性による看護(female nursing)を拡大することについて彼女と討議した。討議の翌日、彼女は自分が強調した問題点を書き込んだ覚え書きを彼に送った。それには、その計画を実行するにあたり二つの重要な点が受け入れられなければならない、と書かれていた。

第一に、仕事と規律に関して徹底的な教育がなされること、第二に、能率的な監督が行われることであった。もしこれらの本質的なことがなされなかったら、女性看護師はそこへ置かない方がよいという趣旨のものであった。彼女の意見では、それぞれのポストには三人以下の看護師を置くとすべきではなく、また少なくとも一〇〇ベッド以下の病院に配置されなければならないこと、また、男性の看護助手も訓練を受けなければならないと主張した。「もし訓練を受けた女性が必要というのならば訓練を受けた男性もまた必要でしょう。これらの条件の片方、もしくは両方が受け入れられなければ将校たちは非常な痛手を受けるでしょう」。彼女は陸軍病院がこういう見習生を訓練させるのに適当な場所ではないという意見をもっていた。「陸軍病院で学ぶことのできるのは、陸軍教訓と病棟管理、そして兵隊とは何かということだけです」。彼女はまた、陸軍看護師を希望している人々に対して興味ある質問事項を提示した。四カ月後には、軍医総監へ陸軍看護部の規則書を送った。

一八八五年の初め、看護師たちはエジプトへ送遣された。ナイチンゲールの要望で少数の看護師がレイチェル・ウィリアムス女史の責任下で送られたのであった。トーマス卿はこう書いている（一八八五年二月二十一日付）。「たった三人の看護師がウィリアムス女史と共に出かけました。私はこの計画があなたの賛同を得たことに大変満足しています」

後になって、ナイチンゲールはウィリアムス女史から不満の手紙を受け取った。そこで彼女はトーマス卿に看護師の行動の詳細について質問する手紙を書いたが、その際は確実に断固として軍医総監の返事を得るために、返事を待つ使いの者を送ったのであった。彼は少々腹を立て、五月十八日付で彼女あてに手紙を書いた。

「その一行が引き揚げるというご提案は、ウィリアムス女史とそのメンバーのためにたてた私たちの計画が乱されることだと、私は考えます。どうぞ、この際その問題は私にまかせてください。ウィリアムス女史はあなたもご存知のように私たちの配下にあり、その件については地方の役所が将来をよく見通したうえでうまくとり計らうでしょう」

その次の日、トーマス卿は可能ならば看護師たちを送り返すように電報を打ち、ウィリアムス女史は間もなくイギリスへ戻ってきた。

一八八七年、トーマス卿はナイチンゲールに別の問題で手助けをした。一八五六年から一八五八年の間に委員会は、衛生に関して恒久的な下部委員会、すなわちサザーランド博士が会長となった委員会を設立したのである。一八八七年、サザーランド博士は引退を希望した。彼はもう八十歳になっていた。その時、委員会崩壊の危機があったのでナイチンゲールは委員会を継続するための処置を行い、そのことについてトーマス卿と討議をした。一八八七年、サザーランド博士が引退した後、マーストン氏がその後任となり、一方ダグラス・ギャルトン卿が委員として残り、第三のメンバーとして、J・W・カニンガム氏が加わった。そこでナイチンゲールとトーマス卿は、委員会を改正する計画をたてたのであった。

トーマス卿に対する彼女の友情の最後の証は、彼にナイチンゲール基金の委員として力を貸してくれるように依頼したことであった。——それは、彼女が大いなる尊敬を払った人々に対して任命する名誉会員であった。彼について、彼女は次のように述べている。「私たちはアレキサンダー以来このように衰えを見せない活力をもった人を見たことがありません」。それは最大限の賛辞であった。トーマス・クロウフォード卿は、一八九五年十月十二日に亡くなった。

第8章

医学統計学者　ウィリアム・ファー博士

ナイチンゲールは、若い頃から数学を容易に学ぶことができる自分を発見し、生涯を通して数学にも図表にも興味をもったのであった。そういう資質をもった彼女が統計を非常に重んじたことはさして驚くべきことではなかった。彼女はある要点を主張する時や確信を裏づけたい時には、可能な限り統計を用いたのである。彼女の親友の一人がウィリアム・ファー博士（彼女がクリミアから戻って間もなく出会った知人であり、医学統計の事実上の発見者）であったことは偶然ではなかったと思われる。ラナルド・マーチン博士（後に卿）が、軍隊の衛生状態を調べる委員会の目的にかなった人物であるとして、ファー博士を推薦したのがきっかけであった。事実、彼女は彼を第一候補として委員会のリストに書き込んだ。しかし、結果的には委員会の主要メンバーになることはできなかったが、ナイチンゲールはしばしば委員会の仕事に関してそのつど彼と連絡をとり、情報や助言を受けていた。後に、彼は統計をとり扱う下部委員会の委員となった。一八五七年の初期に、彼女は病院での死亡率に興味をもち、ファー博士あてに次のように書いている。

「拝啓

私はあなたにご面倒をおかけしようというつもりはありません。ただこれを心に留めておいていただきたいのです。私はロンドンの病院の死亡統計を統計事務所長から受け取りましたが、それは、私が個人的な書簡のやりとりによって調べた結果と全く一致していました。おそらくあなたは、患者の数が増えるという指摘に対し、非常なよろこびと満足とをお感じになることでしょう（ちょうど私がチャドウィックの真似をしているかのように）。しかし、他の病院より悪い例としてあげられる病院同士の間にも微妙な差があるのです。一般の病院の一般的な死亡率は、一〇〇の治療例に対し、七・九、養育院では九・三八、特殊病院では十一・四八となります。この後の説明は、この次あなたにお目にかかる時までの楽しみとしてとっておくことにしましょう」

同じ頃、彼女は彼に軍隊における保健統計について、力を貸してくれるように依頼した。

一八五九年二月九日、彼は彼女にマカローの論文（大英帝国の統計白書）と一緒に、統計学会が病院統計に触れている刊行物のいくつかを送った。二月十四日に、彼は、援助することを約束し、次のような手紙を彼女に書いた。

「軍隊の健康増進ができるのなら、よろこんであなたのお役に立ちましょう。そのかわり私たちは、一般市民の健康を改善しようとする試みに関して、あなたのお力を借りることになるでしょう」

彼はまた女性が衛生状態を改善することができるという意見をつけ加えている。

「最も望ましい原理が実行される場所は、家――家庭――なのです。ですから、それを効果的に実行する人はこの国の女性たちに他ならないのです。私は、女性たちの支配する小さな静かな社会〔家庭〕は、価値ある実質的な多くのきまりを生み出し提案してくれると考えます。そして私たちのつくったきまりより、ずっとよいやり方を彼女らはつくり出してくれるでしょう」

兵舎の死亡率が、同年代のスラム街の男性住民よりかなり高くなっていたということから、ナイチンゲールは、この国の兵舎の衛生状態がいかに悪いかを実証しようとしてその準備を始めた時、ファー博士は彼女に激励と援助の手を差しのべている。一八五七年五月十六日付で、博士は彼女に手紙を送っている。

――「あなたの立派な観察には非常に感心いたしました。それはちょうど、暗やみの中の光明のように思えます」

同じ頃、彼は彼女がどうしたらその観点をもう少し明確にすることができるかということを述べている。

――「あなたがこの仕事を完成した時、あなたは無知な読者のためにより詳しい説明をしなければなりません。動いている機械を表現することほどむずかしいことはありません。そしてその機械が生きものならば、もっとむずかしくなることでしょう」

その後、彼女の書いた図表を見せられ、それに付随した説明を読んだ時、彼の熱中ぶりは際限のないものになった。

――「これは、私が今まで見た図表として書かれたもの、または軍隊について書かれたもののなかでは最高のものです。〝かのギリシャの雄弁家のデモステネスでさえも、この図表を前にしてはこれ以上よく語ることはできないでしょうし、これに文句をつける余地もないでしょう〟。詳細な点も実に正確に書かれています。面倒な事柄を表わしたその結果とこの図表とを、私は改めてよく検討しましたが、それらはいずれも完璧に書かれていました。これ以上読者に対して説明を加える必要はないでしょう。あなたは本当に立派なことをなさいました」

ナイチンゲールはその賛辞に対して、三カ月後の一八五八年二月五日に返事を送り、次のように書き送った。

「私は、あなたの助けを借りることによって今朝完成できた最初の成果を、大変満足なものと考えております。それは、私たちの軍隊の健康に関する最初の出版物のことです」

ナイチンゲールは手をつけている問題には専心するのが常であった。彼女は万難を排して、それらの仕事を遂行していた。ところが医学関係の同僚たちは、彼らが共通にしている仕事以外に多くの仕事をもっていた。そのため、彼女が時々短気をおこすのはもっともなことであった。次の手紙（一八五八年三月一日付）は、そのことを十分に表現している。

「親愛なるファー博士

すぐれた二人の男性にサンドイッチにされた私は不幸です。私たちの〝規則〟には火がついています。私は新しい陸軍医学委員会に課せられた義務をもはや遂行することはできなくなりました。なぜなら、サザーランド博士が衛生規則を書きあげるまで、ファー博士は統計学報告規則をお書きにならないでしょうし、またサザーランド博士は、ファー博士が統計学のそれを書きあげるまでは衛生報告規則をお書きにならないでしょうから。しかしながら、サザーランド博士が、最初に書きあげることになりました。そして、謙遜しながら次のことを伝えて来られました。〝もし、ファー博士が彼の任務を遂行し、統計報告の規則を出版するなら、彼が心から尊敬している人々の興味をより増進させるでしょう〟と」

ナイチンゲールは病院設立について確固たる信念をもっていた。一八五八年十月にリバプールで開かれた社会科学学会に、その問題についての二つの論文を提出したのである。会議では、ホーランド博士が、彼女の論文を読みあげた。そして、ファー博士は彼女に次のような手紙を送った。「あなたの論文は多くの聴衆に読まれ、大変好評を得ました。そして、議長は伝染病に関するあなたへの反論を明らかにためらっているようでした。また、隔離されたガチョウの話☆2を心からおもしろがっていました」

彼はいくつかの説明文をつけて、その論文を人々に紹介した。

「ナイチンゲールは、患者に対する病院の影響を調査することに私たちの注意を向けさせました。……これらの論文は、ナイチンゲールの考えがいかに実質的で的を射たものであるかということをよく表わしています。彼女は病院を訪れ、病院に寝起きして調査しました。そして今、彼女の明敏さによりつくられた一連の計画を、この分科会に提出したのです」

——ファー博士が、統計学会の会員の候補者としてとり計らってもよいかどうかを、彼女に尋ねたのはその年のことであった。彼女はそれに同意し、その一員として選ばれたのである。一八五九年、ナイチンゲールはファー博士がインド衛生委員会の委員となるようとり決めた。六月二日、ナイチンゲールはファー博士に一八五九年五月三十一日付で委員会の委員として官報にのったということを報告した。この時から十五年間、ファー博士は統計上の共通の興味ある問題をはじめ、他の様々な問題について、彼女と研究上のかわることない同志としての関係をもち続けたのであった。

私たちは、彼女が病院の統計に大変興味をもっていたということを前に記述した。

☆2　言及された箇所の文章は次のようである。「そして今や、接触感染とは何を意味しているのでしょうか？　それは接触によって疾病が人から人へ移ることです。この学説はカビの小芽胞のようなある病原体の存在を仮定しています。その病原体たるや、ビンづめにされてどんな遠くにでも運ばれ、衣服や種々の品物にくっつき、とくに羊毛類に好んでつくと考えられています。しかしあらゆる物のうちで最も好んでくっつくのは羽毛だということです。そこで我が国には検疫法というものがあるので、疾病のはやっている国から来たガチョウは、その肉は船中で食べられるにしても、その羽毛は断じて入国を拒否されるということになりましょう。こうして、接触感染説がふりまいているばかばかしい事柄には際限がないのです」

それぞれの大病院はそれぞれの方法で統計記録をもっていた。それらは統一されたものではないので、比較する場合の確実な方法は全くなかった。

ナイチンゲールは治療の結果と死亡率を公表するという計画の下にロンドンの主要病院での疾病記録の形式を統一しようとした（一八五九年）。セント・トーマス大学病院、セント・

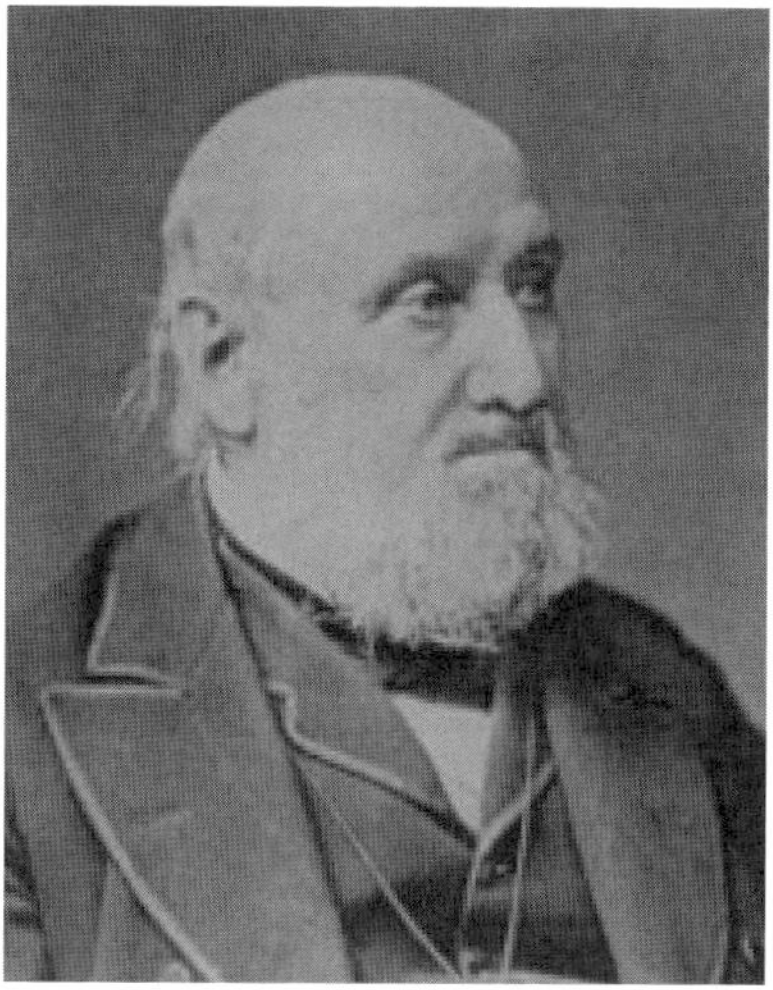

ウィリアム・ファー博士（1807〜83）
著名な医学統計学者。ナイチンゲールを"私の知るうちで最もすぐれた働き者"とよんだ。

バーソロミュー病院、セント・メアリー病院、ガイ病院等から好意ある答えがかえってきた。しばらくの間、あたかも共通の基礎が確立されたかのように見えた。その計画はすばらしいものであったが、結局は崩れ去ってしまった。おそらくその時点では、病気を分類するという科学的方法が確立されていなかったからであろう。ナイチンゲールは、病室の看護師が疾病の記録を手伝ってくれるかもしれないと考えていた。

彼女はこのことについて次のように書いている。

「私は、いくつかの病院誌を統計的に編集しなおしたいと思っています。看護師長のいく人かは、看護師たちがこのような統計表づくりを手伝うことをとてもよろこんでいると話してくれました。これをサザーランド博士に話した際、彼は夢中になり、男性としての権威まで捨て去ってしまったかのようでした。今私は事務官の特権によってそれを妨害されたくはありません。もし、今までにそれがなされていたなら、もちろんその方式に従って専門的な記録をつくらなければなりません。私は、なぜ忠実な女性たちがその仕事をしてはいけないのかということがわかりません。もし彼女らにとってそれが良いことであるならば、公の目的だからというのではなく、立派なものに対して進んで行うということなのです。私たちはただ彼女たちのために病院誌（記録や原簿）を編集する

──だけでよいのです」

このような提案を読むと、私たちには当時の看護師たちが現在の看護師のようには十分に認められていなかったということがわかる。この頃、看護師のあり方の問題はナイチンゲールの考えのなかでは第二の位置を占め、病院と軍隊の衛生問題が第一に考えられていたのである。彼女は、ナイチンゲール基金の贈り物として準備された看護改善の機会を何となく脇へ置いていたようであった。その分野について彼女に責任を気付かせたのは、他ならぬ医師たちであった。一八五八年二月二十三日付で、ファー博士は次のように書いている。

「私は看護師協会についてとても真剣に考えています。……一八五一年の国勢調査では、看護師は二五、四六五人にもなっております。……そして今、健康に対して本当の意味での信条をもった人たちを彼女たちのなかからつくるということが、国家的な仕事だと思います」

ファー博士はナイチンゲールにこのことを言い続けたのである。そして同じ年の九月十六日に、次のように彼女にたずねている。「あなたは看護師基金や学校についてどんな計画をお考えになっていますか?」一八五九年の初め、彼はこの質問を再び繰り返さなければならなかった。そして、ナイチンゲールから「どうしてそんなに急がなければならないのか」という質問に対して、彼はこう答えている。

「なぜ私たちは急がなければならないのかですって？　あなたはすぐれた永続性のある看護学校をつくろうとしているのですよ。樫の木の実は、土の中に植えられるのは早ければ早いほどよいのです。数年の間はそれを成功させるために、あなたの注意深い育成と才能とを必要とするでしょう。良い看護師は、英国の女性のなかからあなたによってつくり出されうると私は信じます。そして、一、二、三のものが完全に軌道にのったなら、それらは一が二、二が四、四が八と等比数列で増えていくでしょう。しかし、ここで資金面について考えなければなりませんが、とにもかくにも早い時期にそれに着手することが最も大事なのです」

この二人の間には、興味をもって論議された問題が数多くあった。ファー博士によって書かれた次の冗談まじりの手紙から、ナイチンゲールは大変紅茶を好んだということがわかる。

「あなたは、新しい少々驚くような第六の戒律の読みものが発見されたということをご存知ですか？　そしてそれは、ヘブライ語を学んだラビ〔ユダヤ教の指導者〕たちの間に、多くの論争を呼びおこすことになったのです。私は、あなたにヘブライ語の文書を送ることができないので、英訳の方をお送りいたします。〝Ⅵ　なんじはお茶を飲まないであろう〃、あるラビたちは〃お茶〃と〃飲む〃ということばを簡潔に省略することについてあまりにも多くの例証をあげました。私たちはこのことを銘記して、我々の衛生記念碑の前に深く刻みこまなければなりません」

ファー博士は、ナイチンゲールとの友情と文通をとても大切にしていた。一八五九年の末、彼女は（スミス夫人を通して）落胆した気分で手紙を書き、自分があまり長く生きられないだろうと告げ、彼に書いた手紙すべてを燃やしてくれるようにたのんだ。彼は返事を書いた。

「私はいつもナイチンゲールの手紙は信頼にあたいするものだと考えておりました。そして今朝、残念ながら私の見つけることのできたすべての手紙を（大いなる尊敬をもって）燃やしました。それらを見つめていると、彼女が私を許してくれるかどうかを神に尋ねなければならないほどにたくさんの冒瀆の罪を犯してきたことが、今はじめてわかったということを、どうぞ彼女にお伝えください」

三カ月たっても、彼はその行為を深く後悔していて、彼女に手紙を書いた。

「あなたがお元気かどうかを尋ねることはよしましょう。なぜなら、私の周囲で続けられている仕事から今あなたがどうであるかを知ることができるからです。私は、『偉大なる東洋丸[☆3]』すなわち医学学校が第一歩を踏み出したことを大変嬉しく思います」

ファー博士は、ランセット誌に原稿を書き、それがもう少しで記事になろうとしているところであった。ナイチンゲールはその機をとらえて、一八六〇年、ハーバート氏が望んでいたものに関して、ていねいな覚え書きを送った。

――「彼がランセット誌に記事を載せることにより、彼の新陸軍学校はより一層の恩恵を得ることになるでしょう。なぜなら彼は（三週間後に）おこる騒ぎを予想し、民間の医学新聞からそのようなことを引用できることを望んでいるからなのです」

ファー博士は次のように答えている。

――「私は一、二の追加文を添えてその記事をランセット誌に送り、それを挿入してくれるように頼みました」

この答えから、私たちは次のようなことを知ることができる。ナイチンゲールが実は陸軍医学校についての記事を書き、ファー博士はランセット誌へその記事を送る前に数行付け加えただけであるということである。そして読者は疑いもなく、そのなかに書かれた意見は、学校の後援者に何も束縛されていないと感じたであろう。結果として、その手紙が功を奏した

☆3　鉄でできた最初の大きな蒸気船。一八五八年に進水された。

ということは疑うべくもなかった。

ロンドンの種々の病院における統計を調べあげた後、ナイチンゲールは手術後の死亡率の問題について関心をもつようになった。その当時は、病院での壊疽《えそ》や腐敗菌の感染が死亡の主な原因となっていた。彼女はファー博士にこの問題についてもう少し詳しく調べることを手伝ってくれるように依頼した。彼は彼女を助け、いくつかの切断手術の記録の覚え書きを送った。そして次のようにつけ加えている。「大まかではありますが、あなたには理解できることでしょう。あなたは頭の良い技術者ですから」

一八六三年、ベルリンで統計学会が行われた時、ファー博士は彼女に論文を提出するかどうかを尋ねた。彼女は手元にある論文は、外科手術後の死亡率についてのものだけで、それは彼の指導と意見の下にまとめたものであると答えた。彼はそれを非常によろこび、当然のことながらそれは会議の席上で発表された。この論文でナイチンゲールは、手術の結果についてのより良い統計が必要であると主張している。彼女は、四八二の死を招いた大手術の統計を集め、そしてそのうちの一九〇(四〇%)が、膿血症や丹毒、また腐敗による合併症等により決定的な死を招いたものであることを発見した。これらは衛生状態の管理に欠陥があるか、さもなければ手術の妥当性に疑いがあると同時に患者の状態も関係していることはまぎれもない事実であると主張したのである。いくつかの病院では腹膜炎が死亡の主な原因であり、また他の病院では膿血症であった。一方、二、三の病院だけがこれらの原因による死亡率が非常に低くなっていた。ナイチンゲールは、より統一された統計が必要であるということに注意を向けさせ、必要な資料を集めるために使われる適当な方法を提案した。この問題における彼女の見解が公表された時、病院設備や管理上の欠陥がもたらす弊害についての激しい質問の嵐がおこった。ローソン・テイトは、彼女の考えを賞賛し、その見解のほとんどに賛同した。そしてそれは、一八六七年、ランセット誌にリスターの有名な論文が載るまで、容易に反論されないほどすぐれたものであった。

一八五六年、ファー博士はスペンサー・ウェルズによって行われた卵巣切除術の最新の報告書をナイチンゲールに送った。彼女の意見は次のような特徴あるものであった。

「数の上では申し分ありませんが、もしスペンサー・ウェルズ氏が高地の乾燥した田舎の小さな家で手術を行ったならもっと申し分のないものとなったことでしょう。しかしながら、この手術はあきらかに外科手術の方法が良い結果を得る機会をもつことができる契機となるという、新しい分野を開こうとしています」

彼女はこの調査で、死亡率が高い病院ほどそこでは不公平な仕事が行われているという批判的な見解にたち、まず病院間の死亡率を比較することから始めた。

一八六二年十一月十五日、以前ファー博士がロンドンの種々の病院の死亡率の表を出版したことを思い出し、次のような要望を付け加えている。


「どうぞ私に、この数十年間にわたる生命表をお貸しください。私はロンドンの病院での総合的な寿命表を計算したいのです。それができれば、それぞれの病院の生命の危険率を知ることができるでしょうし、それらの病院に対していろいろな問題を指摘することができるからです」


この文通の内容は、ナイチンゲールが彼に対して表面上ははっきり言いきることのできない問題について真実を確かめるための情報を求めているわけではないが、すでにある確信をもっているその議論を彼に知らせるという結果となった。

時々、ファー博士はあまり独断的にならないように、またいまだ証明されていない疑問点に対しても心を開くようにと彼女に忠告した。

しかし、彼女は彼の意見をきこうとはしなかった。そこで彼は、自身の見解を説明する長い手紙をナイチンゲールに送ったのであった。

――「さて、私は〝接触伝染〟と呼ばれているものが悪の根源であるということを認めます。

しかし、私は接触伝染、すなわち天然痘、はしか、猩紅熱《しょうこうねつ》、発疹チフス、梅毒、丹毒ばかりでなく、とくにコレラのような伝染病についても疑問点を調べてきました。私は、発酵素（leaven〔パン種〕）はある特殊な条件の下で発生し、またある状況の下ではそれが大きなかたまりになってしまうことも知っています。しかし私は、隔離というものは見かけだおしの詐欺師のようなものであり、それだけではコレラという病気を地域外に追い出すことはできないと思います。しかし、またそれにかかりにくい状態、すなわち良い衛生状態を準備しても他の発酵病（zymotic disease）から人々を十全に守ることができないと考えます。結局、伝染病主義者と反伝染病主義者とは、あまりにもかけ離れた両極端の意見だと思います。したがって、私はこのような学者の形式論理にとらわれた議論はしたくありません。私はそのような立場をとっております」

これに対するナイチンゲールの反論はとても興味深いものである。そこには彼女の妥協を許さない性格がよく表われている。

「私はあなたのそのような定義を認めません。また真実というものが、正常な判断力を失わせるということも認めがたいのです。伝染病主義者が正しいのかそうでないのか、または非伝染病主義者が正しいのかそうでないのか、どちらも特定の考え方に強く支配されているということはあり得ないのです。隔離は、論理的にも必然的にも伝染病には必要なものです。それは衛生が非伝染病にも必要であるのと同じようなものです。あなたがおっしゃるように、私は科学的な人間ではないのでこれ以上あなたと議論はいたしません」

これに対し、ファー博士は、とくにとりたてて述べるほどの見解は述べなかった。ナイチンゲールは主唱者としては非常にすぐれた働きをした。国家社会科学連合大会で彼女が発表した論文は、公式の学会誌には掲載されなかった。このことを非常に憤慨し、ファー博士に手紙を書いた。

「あなたはまさか偉大な詐欺師ではないでしょうね。すべての賢明な人々がこの国に流布されている論文誌に対して望むものは、各人の名前と意見を添付することですのに、私が七月から三月まで待っていたものは何だったのでしょうか、少なくともこの国で。

あなたの親愛なる極端に年老いたものより」

しかし彼は、彼女をどのようになだめたらよいかを知っていた。一週間後の手紙によると、彼は彼女の論文の複写を各病院に送ったということであった。それに対しナイチンゲールはよろこびの手紙を書いている。

「会議の議長のサイン入りの論文の複写を主な病院に送るというあなたの提案をよろこんで受け入れましょう。なぜなら、ご存知のように、その論文は会議の注目を集めるにはちょうどよいものだからです」

彼女の統計学に対する熱心な態度は、後のファー博士への手紙からも読みとることができる。それは（一八七四年）ケトレー[★18]が亡くなった時のことであった。

「身近な先生の死が、私にどんなに強い衝撃を与えたかを話すことはできません。先生は世界中で最も重要な科学の創始者だったのです。なぜならすべての技術の実際的な応用、ないしは政治的、社会的な管理、すべての教育、経験に基づいたすべての組織がこの科学に依存しており、私たちの経験に正確な結果を与えるからです」

ファー博士は、一八八三年に亡くなった。一八八〇年に彼が退職した時、その功績をたたえて募金運動が行われ、ナイチンゲールは十ポンド寄付した。彼の死後、彼女はその基金に対しさらに一〇〇ポンドの寄付をし、最終的にその基金の総額は、一、七〇〇ポンドにもなったといわれている。

★18　Quételet：有名な統計学者。若いナイチンゲールに数学を教えた。

第9章

セント・トーマス病院の医師たち

ナイチンゲールがセント・トーマス病院で看護学校を発足させた当初は、看護学の一般的水準は高いとはいえなかった。病棟つきのシスターたち[★19]も別にとりたてて教育されているわけではなく、普通の看護師とはいえ、その地位は病棟の使用人、洗濯請負人といった程度のものだった。経験を積むにつれて熟練し、役に立つ看護師もいるにはいたが、いかんせん大部分の看護師はその挙措動作がサリー・ギャンプ夫人[★20]といったところであった。ナイチンゲールがどうして看護学校設立を急がなかったのかはすでに述べてきた。また一方、看護学校設

★19 sisters：総師長の下にいる看護師に対する尊称で、修道女とは異なる。役目は我が国の師長とほぼ同様である。
★20 Mrs. Sairey Gamp：ディケンズ作『マーチン・チャズルウィット』中の看護師。

立を促進すべく努力すべきだと考えた医師たちがいたこともすでに述べてきたとおりである。一八六〇年に、ともかく看護学校は開校され、病院とは全く独立した理事会によって運営されていった。しかしいまだ看護学生は、ナイチンゲール基金の世話になっていた。看護実習生たちが病棟内で働くには病院の理事長の許可が必要であった。この看護学校設立当時、セント・トーマス病院はまだロンドン橋付近のガイ病院の反対側にあった。

セント・トーマス病院の医師たちはすぐれてはいたが、そのすぐれた資質や性格を見込んで、この病院がこうした試みの場として選ばれたわけではなかった。ナイチンゲールとしては、この新しい事業に必要な道徳観と教育理念をもち、それを生徒に教育していけそうな人物——ウォードローパー夫人という有能な師長——がいたからセント・トーマス病院を選んだという理由が多分にあったのである。

すべての医師がこうした実習生を快く迎えたわけではなかった。なかでも最も強力な反対者だったのは外科医主任のJ・F・サウス氏で、この画期的な試みがなされる前のいわば昔ながらの観念を看護師に対して抱いていたのである。そういうわけでこの計画には真っこうから反対した。彼は看護師には訓練を施す必要などないと頭からそう思っていたのである。看護師養成学校が初めて議論の対象になってきた時、一八五七年発行の小冊子のなかで自分の意見をこう述べている。セント・トーマス病院勤務の看護師や看護師長は「この社会のどの階層の女性とでもよい、謙虚に自重して自らを比較してみるべきである」。彼のいわゆる看護師観は次の言葉にもよくうかがえる。「看護師や病棟勤務の女性の仕事というものは、洗濯とかベッド・メーキングとかの通常の家政婦のやることをやっていればそれでよいのだ」。さらにサウス氏はこう付言している。

「看護師や病棟勤務の女性については、すでに述べたごとくその任務は主に家政婦としてのつとめを果たすことであり、罨法薬を作る程度の知識で十分で、それ以上の教育はとくに必要ではない。そのうえ、その程度のことはすぐに身につけられることであり、さらにいえば患者がしてほしいことについて世話をし、清潔を保つようつとめることである。看護師はシスターたるにふさわしい階級になる必要もないし、そんな責任も有していないのである」

それゆえ彼が次のように言ったとしても驚くにはあたらない。

「一般的に言って、看護師は多くの家政婦と同様に環境の変化を求め、同じ病院、同じ病棟に一年、二年といることはないのである」

また、サウス氏はこれとは別の（匿名の）小冊子についても言及しているが、それは一八五一年発行のものでカイゼルスヴェルト養育院の教育組織についてのものだった。おそらく彼はこれをナイチンゲールが書いたものだと知っていたのであろう。なぜならその著者について「男でも女でも誰であっても」という表現を使っているからである。このなかでサウス氏はイギリスの看護師について飲酒、不道徳の癖があるというナイチンゲールの指摘を強く否定している。この問題についてサウス氏がナイチンゲールの名に言及したのはただ一度だけであったが、彼の意見で発表されたものの大部分はナイチンゲールに反対するものであったと考えられる。セント・トーマス病院の会計主任、バガレー氏あての手紙のなかでこうした新制度の看護師に対する苦言を記し、こう言っている。

「たとえナイチンゲール女史の名をもってしても、外部からの権威によっていわゆる看護師やその監督の仕方をいかに変化させても、私にはそれが患者の福祉に貢献できるとは思えないし、病院の臨床上、外科学上の業務の遂行については必ずや意見の衝突が頻発するのは必至だと思われる。その証拠には今回の戦争を見るがよい。陸軍病院においていくらでもその例を見ることができる」

サウス氏はなおも付言して、この新制度の「〔女性〕看護師」（Lady-Nurses）に対し抗議を集めて反対しようと同僚の外科医師と話し合うつもりであると言ったこともある。しかし結果的には、この制度に積極的に反対しているのは自分一人になってしまい、彼の考えに同調した反対論は何もおこらなかった。この書状の他の箇所では彼は次のように言っている。

「私はこの件に関し外科医師に何の相談もなかったことがなんといっても残念でならない。どんなに隠してもその企ては当病院の看護組織を根本的に変革し、彼ら自身が病院の管理者になるまでは決して満足しないといった者たちの手中に委ねてしまうことになるのだ。彼らは陸軍病院でも常に臨床医、外科医の頭痛の種だったことを忘れてはならないだろう」

サウス氏は他の多くの人たちも同じ考えであると強調したが、この点についてはおそらく正しかったのだろう。それは、この新制度による看護システムが導入された病院の多くは、相当な障害をひきおこしたからである。こうした反対意見は多分進取的でない考え方と共鳴したであろう。

「我々病院側に関する限り（と彼は言う）、病院のシスターや看護師養成所は全く必要なく無駄なことと断じてよい。この病院看護師養成所の新システム案は何ら臨床医の賛同、支持を得ていないというのは疑う余地のないところである。ナイチンゲール女史の看護師養成所を設立するための基金の寄付者の膨大なリストのなかには、わずかに数名の臨床医の名前を見るが、これは黙認できるどころではなく、無視してよいのである。しかしここに強調しておきたいのは、ロンドンの十七の病院の医長、副医長、産科医、内科医を含む九十四名の医師、および七十九名の外科医長、副外科医長のなかでこの設立案を支持した者はなんと一つの病院の内科医三名と外科医一名およびもう一つの病院で一名の内科医だけであったことである。これは病院の看護師養成施設が自分たちの考えている水準にほぼ等しいと承知していたからという説明がなりたつと考えられる。またこれは、自分たちが述べたてようとしていることに関して何らの知識ももたない人たちにとっては、自分たちが関係している学校の設備につき、あまり熱心に賛意を示していないという証拠とも考えられよう」

読者は今この論争を読むにあたり、当時の医学知識の水準がせいぜいこの程度のものであったなどとは思わないでもらいたい。サウス氏は古い外科医学派の人だったし、セント・トーマス病院で看護学校が開校した時にはすでに六十歳を越していたのである。彼がセント・トーマス病院には看護師のリーダーとしてすぐれた人が何人かいるといったことはうそではない。しかし大局的に見て、ナイチンゲールが指摘した事実[★21]も確かに存在したのである。サウス氏の批判は大した反響もひきおこさなかった。これはR・H・グールデン氏がウォードローパー夫人にあてた手紙のなかの言葉によってもわかる。

「ナイチンゲール女史が育成した看護師を批評してサウス氏が小冊子を出しても、この制度の導入に病院は非常な利益と恩恵を受けていると考えている次第であります。と申しますのは全くもってあなたのおかげであります。一八五八年以来というもの、看護体制全体がかなり整ってきて、それ以前と比較すると雲泥の差があります。女性を訓練して看護師として特殊な任務につかせることの利点は一人臨床医のみならず誰の目にも明らかだったので、そのためには少しくらいの犠牲はいたしかたないと敢えて言う必要もないでしょう。しかし、大病院にとってこうした教育が犠牲どころか利益となるような時、この教育機関に関係ある者はすべて進んで援助するのが義務であると思えるのです」

一八六三年、サウス氏は退職し、看護制度の改革は彼がいくら憤って反対しても遂行されていった。

ナイチンゲール基金評議会の九名の理事のうち四名が医師であった。ジェームズ・クラーク卿、ウィリアム・ボーマン博士（後に卿）、ジョーン・マックネイル卿、ベンス・ジョーン

★21　『カイゼルスヴェルト学園によせて』中の「一、病院とディーコネスの母の家」にくわしい。

ズ博士。この四名であったが、このなかにセント・トーマス病院の医師は誰もいなかったのは特筆に価する。病院の薬剤師で住み込みの医師であったR・G・ホワイトフィールド博士は当初学校側と協力して、非常によく働いた。彼が監督を受け持ったのは看護教育の医学部門であり、ナイチンゲールは疑問がおこるたびによく彼に相談した。一八五九年、ナイチンゲールは医師や看護師が女性であることが望ましい婦人科の病院を設立するというボーマン博士の計画について、ホワイトフィールド博士に手紙を出し意見を求めている。彼女はこの計画遂行にブラックウェル博士の助力を求めるつもりだった。博士は当時、ただ一人の登録女医であった。ホワイトフィールド博士は女医では不適当だという意見（当時としてはおそらく正論であったのであろう）を表明している。

ナイチンゲールとホワイトフィールド博士間の最も重要な協同事業は、一八七〇年代、セント・トーマス病院を移転、再築する事業であった。サウス・イースタン鉄道がロンドン橋駅をつくろうとした時、セント・トーマス病院の敷地の一部が必要となることがわかった。そこで、敷地を切りつめ限られた範囲内でこの病院を再築すべきか、あるいはどこか他のもっと便利な場所に再築すべきかについて、しばらくの間激しい活発な論議が行われた。敷地候補地がいくつか提案されたが、そのなかでもスタンゲート（現在の敷地）が最も適していた。

いろいろ考えぬいた末、ナイチンゲールも病院の移転については強い主唱者となった。女王の夫君もセント・トーマス病院の理事の一人であったので、ホワイトフィールド博士の助言に基づきナイチンゲールは手紙を出し、病院移転問題について上奏した。結局周知のごとく場所はスタンゲートと決定され、現在みられる優美な建物がここに建てられたのであった。

ホワイトフィールド博士は看護見習生の医学教育の面倒をみることをひきうけた時すでに相当の年配になっており、最初のうちこそナイチンゲールが青写真を描いたような計画を取り入れようと試みはしたものの、期待されたほどの精力も情熱も発揮できなかった。看護師の見習生が自分が担当している患者の病気について簡単なカルテ〔病歴記録〕をとることが当初の計画にあった。そこでナイチンゲールはホワイトフィールド博士に、看護師がこの作業をする際の手引きとなるようなものを二、三具体化して示してほしいと依頼した。彼もいろいろ試みてはみたが、いずれも成功せず次第にこの記録制全体に対して批判的になっていった。彼は勇を鼓してナイチンゲールにこう言った。「私には、日記と症例記録をまぜこぜにしたようなものは認めることができません」。そしてしばらく後、看護師用の教科書に「肺病」について少し説明をしてほしいと要請された時、彼は次のように答えている。「肺病について説明をするということは非常に名誉なことです。しかし看護法の要点を教えるのに、この病気の病歴や臨床診療法をもってしたりすることについては、私としては異論があります」。これが一八六三年のことであった。

双方に見解の相違がありはしたが、ナイチンゲールは、彼が病院当局と意見がくい違ったりした時は彼を支持した。彼の方もまた、彼女に十分助力し続けた。

一八六六年、同じ病気で入院看護した患者と家庭療養した患者について、その死亡率の比較調査において彼は大いに彼女に助力した。一八六八年、彼は熟慮の末、シドニーの病院で看護の必要な事態がおこっていることをナイチンゲールに伝えた。その報告は常に完全かつ明確なものだった。報告書は片側の頁だけに記載し、余白を大きく残しておいた。「女史自身の観察調査にとってこの方が都合がよろしいかと思いまして……」と書いている。ナイチンゲールの癖を彼はよく知っていたのである。

しかし、ホワイトフィールド博士がこの学校との関係を絶たねばならない時がきた。一八七二年、新たに就任した学校長の寝室として看護師用の部屋を一つあけ渡さなければならないこととなった。不幸にして（あるいは故意にか）、ホワイトフィールド博士にはこの件に関しては何の相談もなかった。そこでこの件を知った彼は激怒し、ナイチンゲールに激烈な抗議文を書いた。ところがたまたま、ナイチンゲールも彼が仕事に怠慢であり、見習生の教育を全くなおざりにしているという信頼し得る情報を内密に受けていた。一方彼の方も外科医の一人クロフト氏と口論し、もはや病棟に足を運ぼうともしなかった事情があった。そういうわけで、ナイチンゲールはその抗議文に対して何の返事も出さなかった。彼も彼で、また別の覚え書きをナイチンゲールに送り、そのなかで看護師教育に関しての自分の怠慢に対する非難が公然となされたことがわかったとし、こうなった以上自分はもはや、職務上から考えても病院内に残ることはできないと言明した。さらにその長い手紙の後半で看護師養成制度に対する手きびしい批判を書きつけた。彼は試行錯誤が多すぎたと考え、看護師には「日曜日にバイブル・クラスがある。他の授業は全部なしにすべきだ[★22]」とも付け加えた。

ナイチンゲールにとってこれは大きな打撃だった。彼女は何の返事もせず氏とは二度と言葉をかわすようなことはないだろうと言い切った。彼女は、ボナム・カーター氏に手紙を書き、ホワイトフィールド博士と会見して看護学校との関係を絶つように要請して欲しいとたのんだ。カーター氏は彼と会見した。ホワイトフィールド博士はただちに辞職願の手紙を出

★22　「看護師見習生教育には、医師や師長、シスターによる臨床的・医学的教育は必ずしも必要でない。日曜日の聖書の学びの時間さえあればよいのだ」という意味と考えられる。

した。一八七二年十月二十七日付だった。彼としては明らかに失意の面持ちで書状を認め、辞職願を出した。そのなかで自分の感情をことさら隠すことはしていない。

「小生はここに、あなたが小生に与えてくださったものといつも思っている地位を、あなたの意にそうべく辞するものです。小生はこのナイチンゲール看護学校に就任して以来、能力の及ぶ限り数多くの障害を克服し、協調性と調和の向上に心からつとめ、幾多の難局にもめげずに常に全力をかたむけて来たのにもかかわらず、不当な理由によりここに辞職の要請を受くるに至ったことは、小生にとっては誠に遺憾の極みであります。小生の最後の手紙に対し、あなたが沈黙を守り何の返事も下さらなかったことにより、もはや小生の意見が何ら重要視されるものではなくなったということが明白なる事実であると感じた時に比べれば、この地位を去るにあたり今はさして無念の情は抱いてはおりません。小生がこの地位を退くにあたり、公私にわたるあらゆる場合において小生に向けられた数々のご親切に対し小生の衷心よりの感謝の念を表明させていただきたい次第です。小生はこのご厚情を将来決して忘れることはないでしょう」

ホワイトフィールド博士の辞職後、看護講座のカリキュラムを組む仕事はクロフト氏に一任された。彼は外科医で、セント・トーマス病院の外科医長に選出されたばかりであった。クロフト氏は進取の気性に富み、看護教育に熱心に尽力した。適切なカリキュラムを組み、ナイチンゲールに提出しその承認を得た。彼が行ったのは講義だけではなく、他の医師も講義するようにその計画表をつくったのである。また看護師に講義の補足のためにはどんな書物を読めばよいかなどについても助言を与えた。看護師に対して質問もよくした。しかしこれはクロスランド嬢もその主任に報告しているごとく、必ずしも適切だったり明確だったりというわけではなかった。彼はナイチンゲールあての手紙のなかで「私はあなたが期待なさっているように活動的で信頼に耐え得る同僚になろうと思っております」と書いて、自分の気持ちを述べている。そして実際そうなったのである。また時には家政婦や家庭つきの看護師も聴講できるように、この人たち向けの臨床講義をすることもあった。

クロフト氏こそ、看護師に医学、外科学の主要原理について適切な基礎を教え込むような体系をうちたてた医師だとみなしてもよいであろう。彼は完璧なまでに良心的であり、疑問があると何でもすぐナイチンゲールに相談した。その講義録は印刷してあった。彼の能力、熱意にナイチンゲールはいたくよろこび、彼女の残した文書類のなかに今でもあるが、スクラップの紙に書きつけて彼に最大限の賛辞を送っていることがわかる。この言葉こそ、誰もがナイチンゲールから受けたいと思っている言葉なのである。「聖なる人々が御国でお生まれになられたごとく、あなたがここに主のご配慮により外科医として私たちを導くために来られる前は……」。この言葉はクロフト氏を指しているのであった。一八九二年、クロフト氏は十九年間ここで働いた後、講師の地位を退いた。彫刻をほどこした銀杯を理事会から授与され、さらにナイチンゲールからは感謝状を贈られた。このことで彼は非常によろこび、次のように言い残している。

「私は他のいかなる表彰状よりも、ナイチンゲール女史の手になるこの感謝状を誇りとしている。ああ、十九年にもわたる仕事をして、なし遂げたことはあまりにも少なく、やり残したことはあまりにも多い――このかくも敬愛し、敬慕すべき指導者に対して！」

――――――

セント・トーマス病院ではナイチンゲールはその他の医師とはほとんど没交渉であった。看護師に講義をしてくれることは有難いとは思っていたが、その医師全員と会見しているかどうかは疑わしい。しかしなかでも二名の医師に対しては、彼女はとりわけ批判的であった。これは彼らの学識に問題があったからというわけではなかった。なぜなら彼らの学識は広く人の認めるところだったからである。問題はナイチンゲールが自分の権威をもっている分野、つまり公衆衛生に関係したことだった。この二名の医師とはジョン・サイモン氏（後に卿）と、有名な内科医のブリストウ博士であった。サイモン氏は傑出した外科医、病理学者であり、一八四八年、ロンドン市の保健担当医に任命され、一八五五年には保健局の医師となり、一八五八年枢密院が保健局の仕事を引き継いだ時にはその顧問に任命された。これら重大な任務に対し、強力かつ熟練した知識および広汎な教養に裏づけられた精神を導入して事を行った。彼はチャドウィックがやりかけた仕事を遂行していったが、彼には科学的洞察力があったので、衛生問題に関してより広い視野でものを見ることができた。ナイチンゲールはとりたてて科学的訓練を受けていなかったが、経験的に公衆衛生に関する確固たる信条を固持していた。

ナイチンゲールが残した膨大な書簡のうち、サイモン氏からのものが一通だけある。これによれば公衆衛生や病院の問題につき、ナイチンゲールには何ひとつ相談をもちかけなかったのは、当然のことながら想像にかたくない。実際その必要はなかったのである。これに対して彼女がどうして気を悪くしたのか、我々は知る由もないが、彼女には氏を好まなかった形跡があり、彼のなし遂げたすばらしい業績を評価しなかったし、ややもすればその業績を軽んじ、時には彼の正当なる研究の発展する機会を邪魔しようとさえした。ここに一例がある。これを見ればナイチンゲールの抱いていた反感は単に消極的なものではなかったことがわかるであろう。一八六〇年四月二日、彼女はファー博士あての手紙でこう言っている。

「彼〔ハーバート氏〕は（サイモン氏に対抗するため）議会の委員会にサザーランド氏を送り出すよう、ミルナー・ギブソン氏にもちかけるでしょう」

ファー博士はサイモン氏の能力を高く評価してはいたが、当時は彼の業績を深く理解してはいなかった。

一八六四年、ナイチンゲールはサイモンの業績に対し、これを阻止しようとして極力激しい試みをした。サイモンが行った研究の一つにイギリスのすべての病院についてその設備、衛生状態、その他を調べて報告するというものがあった。この目的のため、ブリストウ博士をセント・トーマス病院の内科医に迎え、キャンバーウェルの保健担当医とし、ティモシー・ホームズ氏をセント・ジョージ病院の外科医に任命した。イギリスの病院事情の報告後、彼らはパリの病院を訪れた。ナイチンゲールはこの件につき早々に内密の情報を得たのに違いなかった。彼女は早急に行動を開始した。それはいかにも早急だった。彼女は政府内部に大きな隠然たる影響力があったため、この研究に関し任命権をもっていたロバート・ロウ氏に躊躇せず手紙を書き、自分の意見を言わせてもらえば、この研究には他の適任者を選出すべきであると書き送った。だがこの場合、彼女は手紙を出すべき相手を誤ったのであった。ロウ氏は時を移さず、しかもきっぱりと自分の選択には何ら誤りはないと返事をしてきた。彼の第一の書簡を見ると日付は一八六四年二月二十三日である。

「拝啓　ナイチンゲール殿

セント・ジョージ病院のホームズ氏および同病院のブリストウ博士はイギリスの病院事情を調査報告するため任命されたのであり、パリの病院を訪れたのはひとえに付随的なことによって余儀なくされたものであります。あなたは〝もっとよい適任者を〟と望まれる。誠にごもっともですが、それはあなたがこの二人の人物をご存知ないからと思われます。あまり早まった結論をなされないよう望む次第です。彼らを知れば知るほど、やはり適任者であったことが納得でき、この選出が誤っていなかったと安心できもしようと存じます。また何かございましたらお手紙をたまわれば幸甚に存じます」

ナイチンゲールはこの書簡を受け取るとまた即刻手紙を書き、今度は直接にサイモン攻撃にでた。ロウもまたすぐ彼女に決然たる返答を認めた書簡を送り、サイモンを擁護しただけでなく、ナイチンゲールの見解について批判し、これを非難した。この書簡が一八六四年二月二十六日付である。

「拝復　ナイチンゲール殿

私は力の及ぶ限り病院の改革によろこんで尽力するつもりであります。しかし不幸なことに私の手段はすぐに行きづまります。しかも私の指示した報告書を議員のテーブルの上に置いたとたん、私の力はもはや及ばなくなってしまうのです。

あなたが私の職務上の顧問であるサイモン氏を認めようとなさらないのは残念なことです。私には彼に医学の学識があるかどうか判断を下すことができるほどの知識が、自分にあるとは思っておりません。しかし彼と仕事をしてから四年間にわたる私の経験によれば、次のことははっきりと断言できます。つまりサイモン氏はきわだってすぐれた学識をもっており、あらゆる分野についてその知識欲は非常に旺盛であり、また彼の見解に基づき衛生改革についても非常な情熱をもってうち込んでいるのです。

私は誰かがサイモン氏に関し許しがたい偏見をあなたにふき込んだとしか思えないのであります。医学界にも政界と同様、派閥争いはあります。我々がもし反対者の報告によって判断を下されるとしたら納得のいかない事実はすべて切り捨てるべきであります。サイモン氏が病院問題で手ぬかりがない証拠として、一九四五年の彼の報告書の一八、一九、三六〜四〇頁をあげたいと思います。これは予防可能な病気に関するもので、このなかで彼は、産褥熱、膿血症、丹毒について換気、排水の効果を詳述しております。病院問題に関しあなたの手紙のなかで見落としではないかと思われる点につき指摘させていただきたく思います。あなたは病院が（悪い意味で）非健康的であるとおっしゃる。その根拠はベッド数に対する死亡率が高いことです。ある意味では、むしろあらゆる病院は非健康的であるべきなのです。それはつまり病院とは病気の人々をそこに集めるところだからなのです。その意味で病院が健康的であればあるほど（つまり、管理がよければよいほど）非健康的になってくる道理であります。

ベッド数に対する死亡率は、その年一年間に入院した患者数や症状の軽重によるのだとは思いませんか。またある病院が管理が悪いので非健康的であり、そのため入院する患者がほとんどいないために死亡率が低い場合もあるかもしれないということについては、あなたのやり方では解答が得られないのではないでしょうか。我々はベッド数に対する死亡率からある病院が非健康的であるとする前に、一年間のうちに何名の患者が入院したかを調べるべきではないでしょうか。

ロンドンの病院と地方の病院の悪い意味での非健康度は統計上九〇対三九であるというあなたの論理にはこのような欠陥があるため、ご意見は成り立たないと私には思われます。もっとよい調査法を考えるならば、それは病院における疾病の感染率があげられるのではないでしょうか。手紙が長くなりましたことをお許しください。もちろん、私はあなたの手紙はサイモンには見せておりません。私としては、わからないながらも彼によかれと思ってそうしているのですが、もしこの手紙を彼に見せようものなら必ずや彼としては私と違った手段に出ることと思います。常に心よりあなたを尊敬してやみません。

敬具

ロバート・ロウ」

かくして、ロウ氏としてはこのいさかいにつき、相手側に下駄を預けた形になった。サイモンは直接この返事とは何のかかわりもなかったが、その内容は非常に近い関係の者から聞いたようである。おそらくブリストウであろう。当時、病院調査について広汎な経験をもっていたのは、その他にサザーランド博士ただ一人だったので、ナイチンゲールがロウ氏に対する抗議文を書いた時、「代わりの人物として」心中にあったのはサザーランドであったという可能性はきわめて強い。

サイモン氏に対するナイチンゲールの反感はその後しばらくの間はおさまらなかった。一八六六年九月、彼女はファー氏あてにこう書いている。

「私はあなたのおっしゃるようなサイモン氏の業績に対しては、全く反対の立場にあります。サイモン氏は枢密院が大規模の団体をつくるため選出した人物であり、この団体とは何かといえば、いかにも何か大層なことを知っていそうに見えて実はやぶ医者の集まり（そういった医者がほとんどいないような小規模の団体にとっては）なのです。しかしなかでもとくに私が気に入らないのは、あらゆる意味でかけもち主義者の彼が『身を挺して難局にあたる』ということは決してしないということです。軍務、貧民救済局およびインド問題等で私たちは非常に悪状況の下にあったので、私たちとしてはサイモン氏のおざなりの報告書などゆめゆめ認めるわけにはゆきません。私たちは常に自らの目で私たち自身を監督しているのです。さて、あなたは私を煙たがっておられ、妨害物撤去法を適用する部類に入っているとおっしゃる。あなたがこのことをサイモン氏に書き送りさえすれば、得たりとばかりそれを使って私に反旗の鉾先を向けてくるでしょう。しかしそんなことになれば私はサイモン氏が今まで解任した唯一人の邪魔者ということになりましょう。そんなことがどうしてできましょうか」

この手紙の最後の機知あふれた文章は敵意むきだしである。サイモン氏はその頃、時間という試練にも十分耐え得る業績をあげつつあり、衛生関係のあらゆる分野において、その名前はかくれもないものになっていた。じかに入手した情報をかくも強調した手紙を読むと、ナイチンゲールが外部の情報については六年間もずっと他人に全面的に頼っていたなどと思う人は誰もいないであろう。

一八八七年、サイモン氏は授爵してジョン・サイモン卿となった。これほど自国のために顕著な業績をあげた人に対する叙勲としては、この栄誉はどちらかといえば遅いくらいであった。彼はナイチンゲールに対し実は非常な敬意を抱いていたのである。彼がロウ氏あての手紙の件を耳にしたということはあってもおかしくないし、おそらく実際聞いたのであろう。しかしナイチンゲールに対して何の敵愾心《てきがいしん》も抱かなかった。一八九七年、彼が晩年になりほとんど目が見えなくなった時、ナイチンゲールに親しみをこめた手紙（一八九七年十一月十三日付）をしたため、彼の名著である『イギリス衛生設備』の最新版を一部送った。

「拝啓　ナイチンゲール殿

私の無礼をお許しください。私ももはや八十一歳の齢を数えるに及び、あなたの勘気もやわらぐことを心より望むものです。私はここに『イギリス衛生設備』の最新版をお送りいたしましたので、どうぞお手もとにお納めいただきたく存じます。この小著は主要テーマについてはあなたに何ら新しい知識ももたらさないでしょう。それは私も十分承知いたしております。しかしながらたまたまこれは、あなたがその向上に非常に尽力された事業につき私も微力ながら説明を試みたところがあります。お信じください。私が今やこの世を去らんとしている時、あなたの思い出の一場面に加えていただきたく敢えてお願いいたしますのは、あなたご自身が開拓なされたご生涯のあり方に対し、あなたが献身的なご尽力をなさったことに対し、心からの尊敬の念を抱いているからにほかなりません。

私は今、目が全くといってよいほど不自由なので、そのためこの手紙でもう一つ別のことにつき言及するのが遅くなってしまいました。つまり私の身内の孫娘のジェーン・ブレイクを私にとってなつかしい病院、それもあなたの職員の一人として加えていただきたいという願いを受け入れてくださったあなたのご親切に対し、私は心からお礼を申し上げたいのです。彼女は必ずや自分の職務に対し責任をもって献身的な働きをするであろうことは断言できます。でなければどうしてあなたに推薦などすることができましょう。また彼女の見習期間が完了すれば、病院の外科部門で恒久的地位を全うしてもらいたいということは私が内心強く希望しているところです。もし今もあなたが時々見習生の面倒がみられる状態なのであれば（そうなのであればよいのですが）、あるいはその見習生のうち数名でも教育することができる状態なのであれば、敢えてお願いするのですが、私としてはぜひ彼女をその一人に加えていただきたいと思う次第なのです。そうすれば彼女は自分の模範となる人の記憶を終生自分の心にやきつけて忘れることができないでしょう。

乱筆にて表現するにあたわざる点も多々ありますが、それにもまして親愛なるナイチンゲール様、私の心からなる敬愛の気持ちをお受けとりください。

敬具

ジョン・サイモン拝」

ナイチンゲール様机下

この手紙でお互いの心のわだかまりがやわらいだことは確かである。この時から彼らは再び友人同士に戻ったと我々も心より願う次第である。

第10章

ヘンリー・ウェントワース・アクランド卿と看護師登録制

一八五八年の医師法によって医師たちは法的身分を確立し、これにより医学総評議会(General Medical Council)ができ、医師登録制度が確立した。職業としての看護師は一九一九年、つまり看護総評議会(General Nursing Council)が結成されるまで待たなければならなかった。こうして看護師の国家登録制(State Register for Nurses)が確立された。しかしナイチンゲールにとってみればこの二つの出来事の間に横たわる年月はかなり短かったに違いない。看護師登録制については、ナイチンゲールはそれがどんな形態であっても長い間断固として反対し続けてきたことはよく知られている。しかし私が知っている限りでは、看護師国家登録制のいろいろな試行に対し、これをやめさせようと彼女が積極的に働きかけたことは全くないのである。この間の事情はナイチンゲールとヘンリー・アクランド博士（後に卿）との往復書簡、および医学総評議会の覚え書きによりうかがうことができる。アクランド博士は、医学総評議会の創立以来のメンバーの一人であった。

アクランド博士は医師として、ナイチンゲールの身内の者を診察したこともあり、一八六七年頃にはラドクリフ病院、オックスフォード等、自分が内科医として職を得ていた所の看護師養成法に関して、手紙を書いて彼女の助言を求めたりしている。一八六九年頃には、また手紙でいくつかの職業における女性の養成方法や検定法について、彼女の見解を求めている。彼女の返事から判断すると、彼は女医の養成や、ある試験を課しそれに合格すれば十分熟練した看護師とする免許証を出すことについて、おもに支持していたのに違いないと思われる節がある。ナイチンゲールはその一生を通じて、熟練した看護師であると証明するような免許証の発行には反対し続けた。アクランド博士に対する彼女の返事のなかには次のような激しい言葉も記されている。

「あなたがもし一五、六年前、いいかえれば私が当時から今までしてきたような経験を積む前に、同じ質問をなさったのならば、あなたの構想に私は大賛成したことでしょう。ところが私は経験によって次のことを体得しました。つまり（一）[★23] 看護と医学は決して一緒にしてはいけないということ。もしそうすれば両者ともだめになります。私たちの敵がセント・トーマス病院で養成中の看護師をだめにしようと考えれば、敵はその手段として看護師に対し、女子特別証明書（female special certificate）、あるいは何らかの称号を授与しようというあなたのご立派な提案を私に認めさせようとするでしょう（率直に申し上げまして、それはほんとうに立派で有難い提案だとは思います）。もし私が誤解されることを恐れないならば、きわめて大胆にこう申し上げていいかと思います。病院の看護師は医学知識がなければないほどよいのです、と。その理由は（1）医学知識があっても、看護師の実際行う健康への処置がよくなるわけではありませんし、（2）なまじ医学知識があると、自分がみじめな思いをするか、医師のやり方に対して見るに見かねることも出てくるだろうというものです」

この返事によると、アクランド博士はすでに医学総評議会に対し看護師資格認定制度を認めるように働きかけ説得しようという考えを固めていたようであり、ナイチンゲールはそれを真っこうから否定していたようである。それにもかかわらず彼は評議会が、女性の医学教

★23 （一）があって（二）以下がないのは、この手紙の引用が（二）以下を省略しているからである。

育、産科学、看護学、薬学等の教育を促進するような何らかの方法を導入する可能性を、依然として心中に抱いていたようである。これから三年後(一八七二年三月四日)、医学総評議会で彼は次の動議を提案し、これに対しストークス博士が賛意を示した。

「医学総評議会は、特定の規制をつくりこれに則って婦女子を教育し、評議会がこれに対しその資格の有無を判定し、認定書等を授与したりする権限を有するかどうか、検討

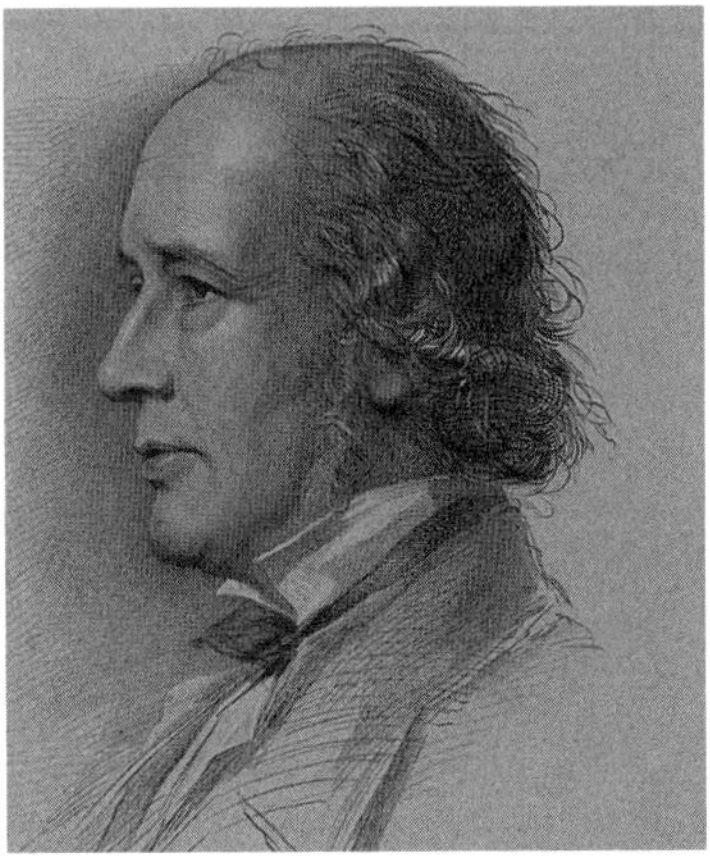

ヘンリー・ウェントワース・アクランド卿
(1815～1900)
オックスフォード大学医学部欽定講座担当教授
(1857～94)

調査し報告すべき委員会を設定すべきである。またこの委員会は以下の件についても調査し報告すべきである。つまりもしもそうしたことができるとすれば、この資格はいかなる目的のために与えられるべきであるか、またこの婦女子についてとくに産科学、医療施設の管理、調剤、看護学等について教育、試験、資格認定等をする際、最も適当な手段は何かということである[★24]」

この決議はたった一票という僅少差で可決された。

その間にもこの決議が評議会で可決される以前からアクランド博士はナイチンゲールに手紙を出し、議案書の本文を送付し、意見、助言を求めていた。ナイチンゲールは忌憚なく率直に、またこれ以上明確にはできないほどはっきりとこの議案を、唯一の例外の産科学を除いて、全面的に否認した。

彼女は看護学に関し、試験制度や資格認定証制が導入されるかもしれないと思い、それに驚いてこう反論している。

★24　この動議は当時の事情を知るうえにきわめて重要なものである。訳者らは次の二点をあえて指摘したい。(一)婦女子という文字はあるが、看護または看護師という言葉や概念が見当たらないこと。(二)資格があるかどうかを判定し、認定するのは看護側ではなく医学評議会であること。

「看護学というものはご提案になったような機関で「試験」をしたり「認定」したりしてうまくいくというような技術（arts）、あるいは科学（science）の範疇に入るものではないと存じます。一八六五年以来私の行って参りましたことで私の意見の裏付けとなっていない経験は何一つありません。つまり看護学に関する限り、試験を実施するということは無益なだけでなく、有害なのでございます。臨床上のことに関しては教科書だけによる試験はできないことはどなたにも認められているところでございましょう。看護というものは単なる技術に留まらず一つの人格の発露なのでございます。★25 それならば、試験などでどうしてそれを問うことができるのでしょう。無理な相談というものです。医学評議会のいかなる試験や登録に対しても、この理由は決定的なものと存じます。そうお思いになりませんか」

試験反対の主な理由は看護というものは総体としてみれば人格の問題であるということである。次の文章において、彼女が譲歩しているのがわずかながら見られる。

「おそらく、こういう疑問はおこり得るでしょう。つまり看護師養成委員会がいかなるものであろうと、十分経験を積んだ後に、これこれこういうタイプの女性には看護師としての適性があると決めるという場合、その時このような大切な事柄がただ認定証だけにより、つまり評議会の試験ではなくして、登録制だけによってしまうべきではないのではないかという疑問点が残るのでございます」

ナイチンゲールは、看護師養成規則は医学評議会で制定できる問題ではないと考えた。また産科学は看護学とは別の側面からとらえなければならないという見解をも明確に示した。

結局、医療施設管理上の問題について彼女は次のように言っている。

「一体ここで何が考えられているのか私には全く理解できません。女性が運営する医療施設の管理[★26]には健康増進の衛生知識、管理知識、監督能力、家政およびとりわけ女性の性格と技術（character and skill）に関し、その養成、管理をすることも含まれているのです。こうした分野につき試験をすることを提案しても、それは医学評議会の権限とほとんど関係ないのです」

この批判もアクランド博士に対してはさほど深い印象を与えたようには思えない節がある。というのは、彼の指導の下に一年間この審議が続けられ、暫定的にその報告書が作成され、彼はナイチンゲールの助言を再び要請しているからである。一八七三年三月二十三日、ナイチ

★25 Nursing is not only an art but a character.
★26 「看護」を指すものと考えられる。

ンゲールあてに次の手紙を出している。

「医学評議会が今週再び開催されます。私としては『婦人教育』に関する報告書の草案を用意しているところです。私はその草稿を勇を鼓してあなたにお送りいたします。私は各部門からいろいろ説明を受け、助産師や看護師長からは何らかの形で免許制にした方がよいということが具申されております。この件に関し医学評議会がそれをすべきかどうかについて、徹底的に審議し決着すべき時が来たと思われます。私は討論するなら今週がよろしいと考えております。この短い草稿中の私の意見に対し、あなたがことによると反対なさるかもしれませんし（ナイチンゲールは朱筆で『反対します（I do）』と記している）、あるいは私の意見の不備を快く補ってくださるかもしれませんし、あなたご自身の意見に関し私に説明なさっていただけるかもしれません（ナイチンゲールの書き込みは『時間がありません（There is no time）』）」

ナイチンゲールはその手紙の端にコメントを書いたことは書いたが、またすぐ筆をとり一連の提案、批評を書き、使いを出してアクランド博士にそれを送っている。彼女は助産師や薬剤師は、看護師や医療施設の管理者とは全く別の範疇に属するものだと指摘した。「助産師の養成はとくに力を入れて推進すべきだ」と彼女は考えていた。しかし看護師に試験を課し、登録する件に関していかに処置すべきかということについては、賢明にも彼に対し次のように率直にその見本を示している。

「もしあなたが逆に助言を求められる立場におられたら、私にはあなたがおそらく次のような賢明な返答をするように思えるのです。『行動すべき時機が熟したとはまだ決していえません。今は立脚点すらないのですから。評議会には単に収集した情報を報告するだけでいいのです。こうして収集した情報も、次の段階に進むにしてはいまだ不十分です。立脚点なく歩きだしても立ち止まらざるを得ないか、倒れてしまうだけです』（ここまではアクランド博士に関してのこと）。報告書作成については今もっている情報を単にまとめることだけに限定されたらいかがですか。その他の助言等はすべて無視なさるのです。評議会にはかり、委員会の権限をひきついでくれるようお尋ねになったらいかがです。あなたの報告書が印刷され、採決される前にそれを一度ひととおり拝見させていただけたら非常に有難いのですが。というのも今のところは、私の意見が正しく反映されていないと思えるからでございます」

この手紙は三月二十六日に書かれた。その翌日、アクランドは返事を書いた。そして自分の報告書に対する批判にあきらかに動揺していたのが見てとれる。彼はこう言っている。

「これは非常な大問題です。私は医学評議会がこの報告書を全体としてはまじめに受け取ってくれるものと思います。ただ、なかにはとても役には立たないと思ってほうっておこうとする人もいるかもしれません。あなたのご忠告に従って、この提案を遅らすような自制心をおこしてしまうと評議会としては失敗してしまうと思います。いや、きっと失敗するでしょう。もし、そうして評議会に委任できない事態になれば、委員会にはさらに多くの困難がふりかかることになりましょう」

しかもその翌日（三月二十八日）アクランドはナイチンゲールあてに報告書の改訂版をもう一部送り、次のようなコメントを書き添えておいた。

「委員会が躊躇せず報告書を何らかのかたちでまとめることが目下非常に重要なことなのです」

この内容からすると、彼としてはこの事態に非常に懐疑的になっていたのに違いない。ナイチンゲールは印刷する前に最終原稿を見たいと彼にたのんだ。彼は、はなはだ意気消沈した調子で手紙を彼女に出している。

「私は今朝、少なからぬ良心の呵責を抱きつつあなたの小包を受けとりました。あなたに非常なご迷惑をかけてしまったのではないかと心配です。もし結果的に私があなたの不興をかうようなことがなければ幸いです。おそらくそうはならないと思っているのですが。ところで私はあなたのご希望にできるだけそうように報告書を修正しました。非常に削減しましたし驚くほど短くなりました。しかしこの場合、私は、例えていえば、パンなしよりも半分でもあった方がいいし、黒パンでも全然ないよりはましだと確信しております。この報告書は将来の研究に対する基礎となることでしょう。これは必ずや認められるものと信じて疑いません。私たちは（評議会でなく）委員会が何かをすべきである、とくに調査、研究を促進し、将来の研究方向を示すような何らかの方法を講ずるべきであるというような点を強く主張しておきました」

この書簡を読んでみると、もともと強い意見のアクランド博士が、ナイチンゲールのさらに強烈な信念に圧倒され、そのため最初の提案が緩和された形になってしまったとの感を強くする。そして彼女の提案どおり、ただ一つ確実に実行されたことは、評議会が委員を再び任命しなおし、もっと調査するようにたのむことであった。ところで評議会はといえばこの報告書をとりあげなかったし、これに対し何の見解も表明しなかったのである。もし評議会がこの報告書の提案どおりに実行していれば、看護師養成の標準化、登録の標準化は実際よりはるかに早く実現していただろうと思われる。

この報告書は主な提案を二つ出しているが、「まず第一は当委員会にもっと権限を与えてよいということであった。助産師、調剤師、看護師や医療施設の管理者として女性を教育し、資格試験をしていく用意のある公共施設ならどこであっても情報を交換し合うこと。第二に資格を得た看護師の公共登録簿をつくるべきかどうか、つくるとしたらいかにしてそれを管理したらよいかを審議し報告すること」

また、これには委員会が指向していた内容を明確に示す重要な文章がもり込まれていた。

「こうした状況下で委員会としては『将来ともかく、医療法改正法案が提出され、医学総評議会に女性が助産師、調剤師、医療施設の管理者として資格登録する権限を与えるという条項が入れられるべきである』という見解をもっていた。いうまでもなく、この登録簿は一般の内科医や外科医の登録簿とは別のものでなければならない」

委員会の報告書にはボナム・カーター氏の書いた手紙を印刷して添付してあった。ところがナイチンゲールが、この手紙はボナム・カーター氏の許可なく発表されたのだといって非難した。同時に彼女は、この手紙のなかに述べられている趣旨については、全面的に賛成であるとも言った。それゆえ、次の抜粋はこの手紙からであるが、ナイチンゲール自身の意見といってもよいであろう。

「この件につき関心を示した人はすべて、あなたのおかげでこうした問題を考え、議論するようになったのに違いないと考えてよいでしょう。ともかくこれは、結果的には良いことです。しかし私は敢えてこう考えたいのです。適正な看護師養成制度や、養成制度の手段そのものの欠陥等に関する現在の知識程度（あるいは無知さ加減）から考えますと、評議会側にとって依然として時機至らずといったところであります」

アクランド博士は評議会に報告書を提出した後、ナイチンゲールにこう書いている。「私はこの報告書があまりにも量が多すぎるということで非難されましたが、あなたにしてみればその貧弱さに気を悪くなされるのではないかと心配です」。ナイチンゲールの書き込みにはこう書いてある。「彼はこんなことを書いて何を言うつもりなのでしょう。私が大幅な省略をさせたのです。私にしてみればもっとたくさん省略してもらいたいところです」。この往復書簡の最後のものは、アクランド博士から来たものである。それは彼が「私はもっと気をつけて事を運びます。この問題は厳密に、しかも徹底的に調査しなければなりません」と彼女に語った十日後のことであった。彼女は余白に書いている。「それがいいと思います」。委員会は再び組織されたけれども、当面検討すべき問題はなかった。ナイチンゲールは医学総評議会が看護師の養成、さらには登録に関してもそれを促進励行していこうとする試みをもののみごとにぶちこわした。この計画は医学総評議会内では二度ともち出されなかったが、アクランド博士自身は心中、看護師の登録制は望ましいことだと思っていた。一八七四年、フローレンス・リース女史の著書の序文に次のようなことを書いている。

「一八五八年の医療法案により女性も医療従事者として登録されるようになった。しかしすでに教育課程を終了した看護師の登録については、助産師、看護師の別にかかわらずその教育がいかにすぐれていても、その技術がいかに熟練していても、何らその配慮がなされていなかった。一人前の看護師の多くは、病院の管理者、病棟付看護師、またはその他看護師としての職能もさることながら、それと同様、公的資格を望むのはもっともなことである。目下のところ彼女たちは教師になったりしているが、芸術を学ぶ学生、あるいは教師と比較してみて、その法的資格はさほど認められてはいない。これが改善されるべきであるということはほとんど疑いの余地がない。しかしながらここで提案されていることが認められ、支持されるかどうかを決めるのは、ひとえに英国女性の手に委ねられているのである」

しかし、これが発展し完成していくすがたを、ナイチンゲールは生きている間に見ることができなかった。

一八八四年、アクランド博士は授爵してヘンリー・アクランド卿となった。二年後、看護師の養成、登録制問題が再びおこった。今度は医学総評議会からではなく、この件に最も関連のあるところからであった。一八八六年、病院協会（Hospital Association）のバーデット氏が看護師登録制を実施しようとしたが、この試案は、看護師の多くが認めるところではなかった。一八八七年、ベッドフォード・フェンウィック女史の指導の下に多数の看護師が集結し、イギリス看護師協会（British Nurses' Association）を発足させた。その主な目標は、看護教育、看護師登録制の標準化であった。ヘンリー・アクランド卿は病院協会員であったが、クリスチャン王女がイギリス看護師協会の支持者であるのを見て、彼もこの協会員となり、そこで看護師協会は医師についても協会員として認めることとなった。ナイチンゲールは彼に「誰もが目の色を変え、夢中になっている」看護師登録制をみとめなかったことについてよろこばしいことだと思っている旨の手紙を出した。しかし実際、彼としては登録制を何らかの形で実施することに強い意向をもち続けていたようであった。しかしナイチンゲールに対しては、はっきりした断定的な意見を言うことはしなかった。

ナイチンゲールは終生、看護師登録制には反対した。これは表面には出なかったが、登録制に対して大きな影響を及ぼしていた。一八八九年六月、彼女はヘンリー卿にこう書いている。「私は全く論争の埒外《らちがい》にいました（言うまでもなく、ただ単に観照主義の立場で何の信念ももたずそうしているのではありません）。この論争を見ていたのです」。論争の埒外に身を置くことによって彼女は初めて「公の場に出て」いるつもりであった。それは、その書簡から彼女が登録制反対の意見を言って納得してもらえそうな重要人物にはすべて手紙を書いたり、直接会ったりしていることがわかるからである。

イギリス看護師協会が免許状申請をした時、ナイチンゲールは自分と自分の友人のもてるあらゆる圧力を結集して、商務大臣（マイケル・ヒックス・ビーチ卿）にふりむけ、免許状を与える許可を出さぬように要請した。大臣は結局申請を却下した。こういうわけで大きな論争の場においては、いつ何時までも、ナイチンゲールは登録制反対の旗手であった。ナイチンゲールはヘンリー・アクランド卿あての手紙のなかで、もし必要とあらば協会の総裁で登録制擁護者のクリスチャン王女に拝謁し、よろこんで意見を具申するつもりであるとさえ言明している。「もしお望みとあらば、王女にも拝謁いたします。最悪の事態になれば私が完全に『打ち負かされて』しまうことになるでしょう。しかし少なくとも病院の見解はご説明申し上げることはできます」

時がたつにつれ、ナイチンゲールにも自分が負け戦をしていることがわかってきた。そこで彼女としては、この戦場を去るまでは少なくとも決定的な日が来ることをできるだけのばすことが最大の望みとなった。一八九〇年六月二十六日、彼女はヘンリー卿あてに次のように手紙を出している。

「看護師の資格試験をどうしても公的に実施しようとする人々がふえています。今、私のところに（オーストラリアの）ある州の知事からの手紙があります。そのなかで知事は世論にもめげず熟練した看護師が金メダルを獲得したことを聞けば自分はさぞよろこぶでしょうと書いております。このことは今さらあなたに説明を要するほどのこともないでしょう」

一八九三年四月二十八日、ヘンリー卿あての手紙のなかで、ナイチンゲールは自分でもまもなく看護師制度に変遷がおこるであろうということはよくわかっていると言明している。

「あなたはこの結論について熱心に私にたずねられました。私としても、あなたがお尋ねになった以上、それにお答えしなければ公平であるとはいえないでしょう。この結論は最終的なものではありません。その反対に実地教育の経験や看護師管理の経験を積んだ次の世代の人たちが、私たちがいなくなってからでも、私たちを通じて私たちよりもさらに高い見地に到達するように望んでいます。しかしR・B・N・A[★27]や公共登録簿によって物事は発展するものなのでしょうか。あるいはその逆なのでしょうか。そうは考えない人もたくさんいることを私たちは知っています。今や自分たちの看護学校内では看護師は情熱をもっているのに、どうすれば〝出世〟するのかということについてしか関心を示さない利己的な人がいて、その結果、自ら看護学校内で質的低下を来し、熱心に〝つめ込み勉強〟をした者だけが好結果を得るというような事態になるのを心配している人々がいるのでございます」

一八九五年二月ヘンリー卿は、間接的に最終的な要請をナイチンゲールにしている。自分はフレデリック王妃に書状を認めたと彼はその手紙で言っている。さらに下記のことについても書き添えている。

「おそらくあなたは完全に納得するまでにはならないものと思います。しかし女王陛下とクリスチャン王女が職業としての看護師を既成事実として認めている以上、その最も良い形態は何であるか、またさらにその認定につき、あなたの同様な賛意をいただけたとすれば、これはひとえにイギリス国家のみならず、病気で悩んでいる人々にとっては

★27　Registration by British Nurses' Associaton：イギリス看護師協会による登録。

―誰であれ非常に重大なことで、とくによろこばしい結果を生むことになるでしょう」

彼は次のような賛辞をもそえて、色よい返事が得られるようにと努力した。

「この四十年間、あなたのおかげで医療法の分野は大きく変わってきました。今や看護師の多くが、登録医師と比較しても、多くの重要な事項についてその知識が勝っていることがよくあるのは周知の事実なのです」

しかし、ナイチンゲールを説いて彼女の信念を変えさせるのは遅きにすぎたのだった。

ヘンリー・アクランド卿はナイチンゲールが陸軍医科大学を運営するのを支持した。そしてその運営上問題がおこった時はいつでも彼女を励ました。彼は個人的には彼女を非常に尊敬していた。例えばこういうことがあった。ロンドン東部地区で、彼が看護師に認定証を授与し、挨拶の言葉を述べて欲しいとたのまれた時など、その式典の後、ナイチンゲールにこう書いている。「私は、自分が話している間、ずっとあなたのことを思いうかべておりました」。また看護に関することが出てきた時は「何事についてもあなたをひきあいに出しました」とも言っている。

ヘンリー卿は一八九〇年准男爵に列せられ、一九〇〇年、オックスフォードで亡くなった。

第11章

水治療法の医師

ナイチンゲールが治療法の価値に関して考えた事柄を要約したものとしてあげられる好例は、当時マルヴァーン地方に流行していた「水治療法（water-cure）」であろう。これについての考え方には興味深いものがある。一八四八年ナイチンゲールは母親と一緒にマルヴァーンに赴いた。そこで治療を受けるよう忠告されたのだった。四年後、父親に同伴してアンバースレード・パークに行った。父親はそこでジョンソン博士の世話になるようすすめられていた。彼女は治療を受ける患者の観察記録をとり、その性格や治療の効果を簡潔にまとめている。

――「水治療法――身体の弛緩を感じる病人の間でここ数年の間、非常にはやっている娯楽。

――こうした定義しがたい病気は所得が高い人や娯楽をやりすぎている人に多いと考えられる」

この辛辣な批判にもかかわらず、ナイチンゲールは、多くの人々がマルヴァーンに滞在中、その恩恵を蒙っているということを非常に鋭く観察していた。一八五八年過労がたび重なり、食事も睡眠も不足していたので、ナイチンゲールは身体の疲れが出て水治療法の効果をためそうと一人でそこに行くことにした。彼女はそこで何らかの効果があったに違いないと思いこんで疑わなかった。それは一八六七年、活動範囲をせばめざるを得なくなった時、もう一度マルヴァーンにひっこみ、ジョンソン博士の世話になったからである。

しかし外見はこの治療に委ねているように見えても、水治療法を万能薬であるなどとは決して思わなかった。その解説が明確に示しているごとく、彼女はこの治療法の実際の臨床上の価値をきびしく評価しているのである。

一八六〇年、エドウィン・チャドウィックがナイチンゲールに手紙を出し、初期肺結核患者がマルヴァーンで水治療することの是非について意見を求めてきた。以下が彼女の返事で、それは特筆すべきものである。一八六〇年九月八日付の手紙である。

――「初期結核に対して水治療法を用いる件についてのご質問に対し、私は(一老看護師として）私の経験を急いで書いてみました。この病気はその人にとってかけがえのない生命に決定的に重大な影響を及ぼします。

（一）初期結核については、とくに水治療法の目的が地理的に人口の密集を避けようとする時は、水治療法は（イギリスの女性が薬をのむというようなおまじないみたいなものでなく治療の一環として見る限り）、非常に効果のあるものといえると思います。この治療法は、その他に、次のようなことも意味しております。つまり日中の大部分を外気の中で過ごすこと（例えば、乗馬とか患者の体力に応じたこと）、夜間の寝室の換気、消化の良いものを摂取する食事療法、外気中で身体を動かしたり、時には軽い運動をしたりすることの効果、柔らかい海綿を使い沐浴する、そしてほんの少し濡れたシーツに身をくるんだりすること、こういうことです。

（二）結核にかかった人々の多い地域で、水治療法がほどこされ（それも不慣れで不注意になされ）、地理的に人口の密集地に広まってしまい、最後は死に至るのを私はよく見ております。（a）私は（私自身も含めて）患者が水治療法を必要としている段階に来ているとか、これでもって患者に恩恵を与えるべきなどとすすめる女性はどんな人でも信用することはできません。またその処置はいかにしたらよいかもわかりません。これはもちろん、医師がなすべきことなのです。（b）私には、医師のジェームズ・クラーク卿以外に患者が水治療法にかかるべきか（あるいはかかるべきではないか）について公平な意見を示し得る医師がロンドンにいるとは思いません。（c）私としては今まで大分大勢の水治療法医に会ってきました。マルヴァーンのガリー博士は非常に能力のある人ですが、その医療活動範囲は非常に広く財産も安定しているので、自分の患者を三流の開業医にまかせて何週間もほったらかしておいたり、肺結核患者の治療を始めていながら（利己心からではなく全くの不注意から）、患者が家で安らかに死ぬことができたり、もっと温暖な気候の中でその生を全うすることができたかもしれないのに、みじめにもマルヴァーンの小さな病棟で死なせてしまったりした例を知っております。ウォルター・ジョンソン博士は私が知っているなかでは少々かわっていて野暮ったい人ですが、非常に注意の行き届いた、私心のない賢明な水治療法医です（彼もやはりマルヴァーンに住んでおります）。私なら彼がある病気の治療に関し他の治療法をした方がよいと判断を下したりした時に、今までやってきた治療をやめても（あるいは全然治療処置をとらなかったりしたとしても）、彼を信頼してまかせておくでしょう。それは治療法を変えるべき時なのかどうか、また変えるとすればいつなのかという点についての判断を下す時も同様です。私は、とくに初

―期結核においては水治療法に延命の効果があると確信しております」

チャドウィックは時を移さずこの手紙に返事を書いた。彼はこの治療に対しいたく関心をひきおこされたようである。それはナイチンゲールが返信（一八六〇年九月十四日）で警告の助言をしてこう書いているからである。

「私があなただったら、大した効果もないのにもったいをつけて（a）水による治療法（hydropathic treatment）とか（b）ローマ風呂〔治療法〕とか、あなたのような名称はつけないように細心の注意を払うでしょう。

（a）私は実際、私があなたに水治療法について書いたことはそっくりそのまま擁護する者です。でも理論上からいえば、見せかけの水治療法は他のまやかし療法と同じです（しかも、あなたの支持しようとなさる理論は、あなたの名前さえ出れば必ずその重みが加わるわけです）。そしてこれはある治療法が不完全に発達したものであり、水による治療法という名前は治療費をひきだすためにつけてあるのにすぎません。『皮膚』（あるいは水による治療法）理論も別のやり方で実施されたこともあるのです。そしてその場合、それは病人の生活状態全体が一つの治療法なのであり、それが病気の治療だけに直接役立つ特効薬だというわけではないという場合も多いことだったでしょう。私が若かった頃のことですが、生命を維持するのに必要とする以上の水分を摂取することを禁止した偽治療法があったことをよく覚えております。これはとくになま水は一滴ものませないようにすることでした。この二つの特効薬というのはどちらも極端すぎて『似たり寄ったり』というところです。

（b）『ローマ風呂』治療法は今はエラムス・ウィルソン氏だけがトルコ人の行ったことを応用しているにすぎません。医薬に関しては——イギリスの国民が薬よりも医師の知識により有難味を認め、料金を支払うようになってくるまでは、専門職としての医師はあまりほめられたものではなく、必ずしも私欲がないというわけには行かないでしょう。あなたのおっしゃるようにこれは健康を増進するという言葉にふさわしい職業ではありません。ほとんどの医師は生計を営むために薬を売らざるを得なかったのです。国民一般の知識や、こうした主題に関する意識を高めるためにならあなたがどんなことを言おうと、それはそれで国民のためになるでしょう。私は『看護覚え書き』のなかで、できるだけこうしたことに近いことを試みました。あなたならさらに近づくことができたでしょう。もし私があなたなら、原則を大きくはずれないようにし、詳細な点までには言及しないように気を付けることでしょう。これは反駁されたり乱用されたり誤用されたりしないようにするためなのです」

その二日後、彼女はまたもう一通、水治療法について別の手紙を書いた。これはチャドウィックの出したもう一つの別の書簡に対する返事であることは明らかである。

「あなたの言う〝水治療法〟と私の指す〝水治療法〟は同じものではないようです。私には、ロウバック氏が『マルヴァーンで健康を回復した』などといって論争するつもりは全くありません。でも、もしウェストミンスターのアシュレープレースにガリー博士がいたとしても、濡れたシーツを一体何枚重ねれば名をなすことができたかと考えたことがあるでしょうか。ガリー博士が成功したのは、彼が勇敢で分別のある人だからで『これをするのは私とマルヴァーンだ』と常に言っていたからです。でもこれは〝政府ぬきの〝治療法あるいは〝静穏な生活と運動療法〟とでも呼んだ方がいいのではないかと思います。私が反対するのは、ただ実際上の問題についてだけなのです。この名前によって誤解を招くのです。(何かの特効薬を使った)まやかし療法はすべてそうであるように、これは病気を衛生学的に治療しなければいけないということを理解するのをいくぶん妨げているのです。冷水でも温水でも水はすべて病気を治癒へと導いてくれる良薬だとお認めなさるように。でも水がすべてというわけではございません。

（a）（いやしくも）〃水治療法〃と呼ばれているこの治療法を（愚かにも）非難するなんて私はなんて心が曲がっているのでしょう。この治療法は非常によく効くので、それだけいいともいえるのですが、水（冷水、温水、あるいはその両方とも）以外のものも含まれているのです。ロウバック氏の例をご覧なさい。そこには政府という厄介なものが不在です。頭を刺激するようなこともないし、夜間働くということもなく、あるのは適当な食事療法、静かな生活、運動、新鮮な山の空気、いろいろな種類の水浴の仕方だけです。私自身の場合で言えば、健康人には一日十一オンスの炭水化物が必要だというのと同じくらい確実なことなのですが、もしマルヴァーンの治療がなければ私もおそらくここに生きていないことになっていたでしょう。一八五七年八月、王立衛生委員会での仕事の後、また四週間にわたる心労と努力の後、私は二十四時間の激務にはとうてい耐え得る身ではないということを知らされました。これは私もよく承知しているところなのです。私はマルヴァーンの水治療法で寿命が三年間のびました（これは決して無益だったわけではありません）。もっとも完治するには至りませんでしたけれども。

（b）しかしながら、例えば肺結核においては甘汞《かんこう》［塩化水銀］と同様本質的な意味では水はほとんど効果がありません。水で肺結核を予防することはできないと知っております。病気の徴候があらわれるのを遅らせることさえできません。でも空気と水の良いところで、軽い運動をすれば予防ができるのです。もし患者にそれだけの体力があれば亜鈴《あれい》を使ったり、また患者が耐えられるならば乗馬をしたり、あるいは賢明かつ慎重な〝水治療〟医が施すその他様々な治療法等がそうです。しかし正確に言えば、これは〝水治療法〟とは呼べません。治すのは〝薬でなく自然〟なのです。気をつけなければいけないのは水を薬として扱ってこれを高く評価しすぎたり、軽く見すぎたりすることです。

（c）もう一度言いますと、私は水治療法が、皮膚を通して害をなす水銀やその他の有害な医薬をなくしてしまうなどということを議論するつもりは（医者も言っているように）全くありません。でも医療摩擦その他の方法で十分な発汗を促しても同様の結果が得られます。それゆえ衛生学的結論から言えば、水銀などは用いるべきでないということになります。私はシーツを濡らしてそれで身体をくるむ治療法を軽んじるものではありません。この治療法で多くの熱病患者の生命が救われたのを知っております。私の生命が助かったのもこのおかげだと信じております。私は疲労したりリウマチ熱の労働者が日々の仕事の前後にこの治療法を用いれば、トルコ風呂などよりはずっと効果があがるものと信じております。

（d）ロシア風呂、トルコ風呂、ローマ風呂、サウナ風呂、蒸し風呂、これらはすべて水治療法という同じ範疇に入るといってよいでしょう。どれがとくに効くということはありません。衛生管理の一環として見ればすべて効果があります。これらの役割――これら様々な風呂の形式――を十分評価してください。私の言いたいのはこれだけです」

こうした内容の主張が、これほど雄弁にかつ正確に当を得た評価を下されたことはかつてなかった。こうした書簡に垣間見られる常識と医学的見識を見れば、ナイチンゲールには水治療法に対する正確な考えがあったことが、十分明確にわかるのである。ナイチンゲールは初期結核にかかっている患者は、外気に触れさせ軽い運動をさせれば十分治ることを知っていたし、この点に関しては彼女が当時の医学界の知識から何歩も先んじていたのである。さらに賢明にも、こうした治療法が効果を奏するかどうかの判断を下すのは医師の側にまかせたのであった。

彼女がジョンソン博士から受け取った治療代の明細請求書の一部が今我々の手もとに伝わっている。これを見ると治療費はさほど高価ではなかったことがわかる。

一八五七年十月三十一日付、マルヴァーン・ベリー・ハウスでジョンソン博士に支払われた治療費。

治療費（一〇日）	六・〇・〇（ポンド）
燃料費	七・六★28
ろうそく代	一・六
付添（一日）	三・〇
計	六・十二・二

★28 七シリング六オンスのこと。

第12章 セント・バーソロミュー病院の外科医たち

ジェームズ・ページェット卿（一八一四〜一八九九）

ナイチンゲールはジェームズ・ページェット卿のことを話す時にはいつでも最大限の尊敬の念をもって話した。内科学、外科学という職業について彼女がどんなにそれを軽んずるようなことを言っても、またそういう機会は実際多かったのだが、ページェット氏だけは常に例外的存在であった。これを見ても彼女が偉大な人物、すぐれた人物を見ぬく鋭い見識をもっていたことがわかる。

文献で調べ得る限り、彼女がページェット氏を最初に知ったのは一八五九年のことであり、これは手の病気を患っている自分の家のお手伝いが彼の治療を受けている時であった。当時彼女は、病棟で治療を施した病気の報告書を統一した形式で病院に提出するための運動をしていた。そこでこの機会に、お手伝いに対する治療を彼に感謝するとともに、病院用に特別に用意していた統計上の集計用紙に記入してもらえるかどうか申し入れた。彼はこの申し入れに同意し、一週間後用紙を受け取った。そこには（ナイチンゲールがいつもするように注意深く）、記入方法についてこまごまとした説明が添えてあった。三ヵ月後（一八六〇年一月三十一日）、彼女はよろこびの気持ちをこめてウィリアム・ファー博士に手紙を出している。それはセント・バーソロミュー病院で記録係を任命し、標準規格書を採用し、いずれその結果が報告できるだろうという趣旨の手紙をページェット氏から受け取ったことであった。一年後、ページェット氏は一年間にわたる記録の成果をナイチンゲールに送り、これを彼女はファー博士に目を通してもらい、その感想を求めた。ファー博士はすぐには返事を出さなかった。そこで四月二〇日彼女はこういう手紙を出した。

「私の見解の主唱者ともいえる人の統計について、あなたはまだ私にあなたの見解を示しておりません。ページェット氏と私はあなたのお言葉を息をこらしてお待ちしているのです。報告書さえまだお返しいただいておりません。そうして下さるだけでも私はほっとすることでしょうに」

そこでファーはこう返事をした。「セント・バーソロミューの報告を見て、これは非常に新しい試みで記念すべきことであり、決して軽んじたりしているわけではありません。ほんとうにこれは忍耐のたまものであると思いました」。彼は自分の言う忍耐の意味をナイチンゲールの忍耐か、ページェットのか、その点についてははっきり言っていない。ナイチンゲールはすぐに、ページェット氏にこの件につき感謝とお祝いの言葉を述べ、セント・バーソロミュー病院は、はじめて価値のある統計を作成したと自負してよいと彼に語った。

ページェット氏は誠実に毎年の統計をまとめ、報告書を彼女を通してファー博士に送った。時にはそれにはおどけた書きつけも添えてあった。例えば一八六五年四月の書簡。

「セント・バーソロミューの報告書、ご覧になられたとは思いますがお送りいたします。願わくは批評をたまわりお返しいただければと存じます。この聖人《セント》は最大の尊敬に値すると思います。こうした聖人をあがめ聖徒の列に加えて賛美する前に、私はこうした聖人が聖人としてあがめられる前にもっとやっておくべきことはないかどうかをあなたにご判断いただきたいのです（これこそ、あなたもご存知のように、ローマで聖徒の列に加えられるよりもむずかしいことになるのです)[★29]」

ファーの返答は簡単なものであった。

「医学とは細心の注意を払い研究してゆくべきものと存じますが、バーソロミューはこれに対し非常な貢献をしました。聖人であればこそ六頁にもわたる症例がいかに多くの悲しい結末を生んだかおわかりになることでしょう」

一八五六年、医師一般に対し非常に批判的な文章を書いた時でもナイチンゲールはページェット氏を例外として扱っている。

「ここ数年の間、S氏に限らず他の一般の医師も一様に(ただし見上げるべき例外もないではない。その筆頭として私はページェット氏をあげたい)、医学というものを衛生学も含めて職業としての地位から商売に堕落せしめてしまった。つまりこれはいいかえれば病人に対し健康のためだとかなんとかいって処方箋(あるいは手術)という商品を売るがごとき有様になってしまった」

一八八七年、ジェームズ・ページェット卿、ニューキャッスル公爵、ラザフォード・オルコック卿は女王即位五十年祭基金の理事に任命された。この基金はヴィクトリア女王即位五十年祭を記念して設けられたものである。ウィリアム・ラスボーン氏はこの理事の名誉書記としての役割をつとめ、また信頼のおける顧問としても働いたことは疑いもない。この基金を地域看護の発展に使おうという決定が採択された。もっとも、しばらくの間は、この計画の具体的遂行はいかにしたらよいかという点には問題が残った。ジェームズ・ページェット氏とラスボーン氏は（別々に）こうして採択された決議をナイチンゲールに知らせた。最初ジェームズ卿は、いかなる場合でも、免許を受けた看護師だけを使おうとしていた。こうした発言は、セント・トーマス看護学校以来、ナイチンゲールを悩ませてきたのだが、当時まだその生徒には看護に熟練している者である等といったことを証明する免許状のようなものは発行していなかった。一八八七年十一月五日、ジェームズ卿は彼女を訪れ、理事会の決議をとくとくと説明した。彼女は即刻その話の要旨をラスボーン氏に送ったが、これは明らかに彼女が、ラスボーン氏が理事会の名誉書記をつとめていることを知らなかったことを意味している。

――「昨日午後、ジェームズ・ページェット卿がお見えになりました。木曜日に彼らの決議した計画の概要が女王陛下にまでまわってしまったのです！（ウエストミンスター公爵から

★29　貴重な資料である報告そのものを、おどけて「聖人」と呼んだものと考えられる。

H・ポンソンビー卿を通じてです）この要綱が認められたなら、女王陛下はこれを諮問委員会に託し、この計画を一つ一つ実行していくよう決定することになるのです」

そこで、ナイチンゲールはこの話に詳細な説明をつけた。そのなかでは計画の細部についてはさらにくわしく論じられており、彼女は手紙を次のような言葉で終えている。

「ジェームズ・ページェット卿とお話しできたことは非常に有益でした。彼の認識力はとても鋭く、しかも正直です。彼は自分の見解を単に擁護したりするだけではないのです。彼は自分の豊富な経験のなかから真実の見解を支持し得るものをひきだせるのです。さらにこれには、普通の保険会社から株主が自分の意のままに自分のとり分をとるように、大きなおまけまでついているのです。私の申し上げたことで、あなたをわずらわせたくはありません。ジェームズ卿はもう一度いらっしゃると言っておられます。あなたにとってもっと物事が希望をもって見えるように願っております。物事は神の手に委ねられるとはっきりした姿をもってよく見えてくるものです」

翌一八八八年、イギリス看護師協会が設立され、看護師教育をもっと統一して行うべきであるということや、資格試験については何か基準を設けそれに則って施行されるべきである、などということが問題とされている時、ナイチンゲールはこうした動きには強く反対する立場をとったが、ジェームズ・ページェット卿とこの問題について議論をした。彼女は多くの病院が看護師協会のこの方針に反対であると彼に言った。そして当時のアクランド博士あての手紙で彼女は次のように述べている。

「ジェームズ・ページェット卿はこの件について反対するどころか、非常に乗り気でよろこんでおられるようです。そして（あなたのおっしゃるように）彼の賢明で優しく、簡潔で頭の良いやり方のすべてを傾けてこの『騒ぎ』、剣のぶつかり合いに気持ちを集中しておられるように見うけられます」

ナイチンゲールが無意識にジェームズ卿の見解を、自分の感情をとおして受け取ったであろうということは容易にうなずける。これはジェームズ卿ほど「剣のぶつかり合い」すなわち不和にならないように気持ちを傾けつくしていた人は他には考えられないからである。一方、ジェームズ卿がナイチンゲールに対し非常な尊敬の念を抱いていたことには疑いがない。彼女の著書『病院覚え書き』に対する礼状のなかで彼はこう書いている。「これはかつて私が読んだもののうちで、医療施設に衛生学を応用したものに対し貢献するところの最も大きい価値ある著書であると思われます」。さらに彼女の『看護覚え書き』に対し彼はこう言っている。「これはかつて私が読んだことのある、これと同じ大きさのどんな書物と比べてみても、私が学ぶところの多かった本である。これを思っても、小生心中恥じ入っている次第です」
彼女が残した文献中にもう一つジェームズ卿に言及しているところがある。看護師協会が免許状を新たに申請した際、この件は枢密院に決裁をあおぐため送付された。賛否のそれぞれの側が大きな支持を得ていた。ナイチンゲールは免許状の支持者がこのようにして自分たちが医学界の味方をふやしていくやり方を軽蔑していた。

「私の起伏の激しかった人生を通じ、まことに主は私を正しく導いてくださった（ああ、主が私に対し慈悲深かったごとく、私も主に対し誠実であらんことを！）。この人生のなかでも、この話はとくに奇妙なものです。多くの高名な医師が、自分は全く何も知らないことに関して自分の名前を隠してしまうのです。ジェームズ・ページェット卿は、宮廷舞踏会のために名前を貸してほしいとたのまれたと、彼自身私に話してくれました。それに次々と羊の群のごとく、後継者が出たのです。こうして登録協議会は卿たちによって構成することになりましたけれども、そのうち看護師教育の何たるかを知っている人はたった一人しかなく（そのジェームズ卿自身でも、私に『なぜ看護師は学生がやっているように下宿できないのですか』なんてきいているんですよ！）、こうした有能ですぐれたかしこい人たちが、こんなことをしてもすぐに分裂してしまうに決まっているということに気がついていない

――のです」

ジェームズ卿の見解としてここに述べられていることは、ナイチンゲールの個性によって少しばかり色づけされていることは心得ておかなければならないであろう。

ウィリアム・セイヴァリー卿

イギリス看護師協会は、看護師教育を標準化し、看護師資格の所有者を登録する制度を確立し、これにより看護師の地位を高めるのが目的であるが、医師もその会員として認めている。この医師の会員のうち最も傑出していたのはセント・バーソロミュー病院の外科医の一人ウィリアム・セイヴァリー卿であった。当時王立外科医大学の学長であり、講演者としても教師としても有名であった。彼はまた一八八二年二月十三日に開催された第二回協議会総会の司会をもつとめた。これにはクリスチャン王女もご臨席された。またジョセフ・リスター卿、ダイス・ダックワース卿、ヘンリー・アクランド卿等のメンバーも出席した。セイヴァリーは協会の目的については、これはこれで価値があると信じて疑わなかった。彼はその演説のなかでこう言っている。

「私たちが協会の存在理由としているものは非常に良いことであり、強いものなので、病人に対し適切な看護をすることが必要であるということをことさら申し上げるまでもないのである。まず第一に法律的に制定された団体による登録制度は、登録簿にその名前をのせている人物はすべて病人の看護をする資格のある人だということを、すべての人々に対し明示し保証してくれるのである」

ナイチンゲールの文献中に、この会議の後すぐに書かれ、ウィリアム・セイヴァリー卿に向けていると思われる書きつけがいくつかある。ウィリアム卿が彼女の助言を求めたかどうか、あるいはこの件についてすすんで自分の意見を述べたのかどうかはわからない。この書きつけが彼の手に渡ったかどうかもわからないのである。しかしこのように綿密になされた議論ならすぐにその手に渡った可能性も十分あり得るのである。議論の内容はナイチンゲールが長年にわたり何度も繰り返して主張してきたもので、看護師の免許、登録制度にあくまで反対するものであった。その内容を書かれたままに抜きだしてみよう。

「一、我らがイギリスに対して統一登録、あるいは総協議会のようなものをつくろうなどとなさらないでください。登録自体がお互いに競合していることが最も望ましいのです。競争こそ最も重要な要素です。最初は首都圏の登録に限定した方がよいでしょう（範囲が広くなればなるほど、管理はそれだけ難しくなるのですから)。次には『免許状』あるいはまたその組み合わせの問題が部分的にしろ何にしろおこってくるのです。現在のところこうした問題については何も中央に集中化などしてはいけません。現状では欠陥だらけの管理方法しかなく、非常にせまい範囲を除いては、いかなる登録制でも制定することはとても危険なことなのです。登録簿といってもそれは住所録にすぎません。またこれは看護師たちが教育を受けた看護学校名を添えてある免許状のリスト以外の何ものでもありません。そしてその免許状が与えられた日付を単に明示しているにすぎないのです。医師は看護師でもなければ管理者でもありません。あなた方は自分のかかる医師を登録簿から選んだりはしませんが、一般大衆はこうして看護師を選んでゆくのです。ただ医師の役割といえば看護師の人選に関し不満足がある場合、看護師の名が登録簿にあるので、そこにある二番目の人を最初に、最初の人を二番目にもって来させる程度のことです。

二、現状では看護学校には免許を与えてはなりません(看護学校を視察しようとでもおっしゃるのですか。それならあなたは自分たちで設立した団体の二、三人の医師が、この学校が適当だとか何とか言うのを看護師たちが認めるとでも思っていらっしゃるのでしょうか。自ら免許を有していると考えているような指導的な学校なら、こうした免許状を誰かが勝手につくった団体によって改訂されるのを許さないでしょうし、登録することも断ってきたわけなのです）。

看護学校の理想的形態について十分示してくれるような標準は何もないのです。

また現状では、こうした標準を設立しようとしても誰もそれができないし、また適当な人物もいないのです。

一a〔原文のまま〕看護師の登録と医師、あるいはひるがえって助産師の登録について本質的な差異とは何でしょうか。その人の人格はごく最近のうちとけた手紙のやりとりがあれば、それを確かめることもできるかもしれません。こうした微妙な事柄は関係当局の機関の認可にひき続き保管されるべきものでしょうか？　看護師を看護師として認めるのは生命（life）そのものなのです。医師が登録されて数年を経れば、その免許状ほどはその医師自身に価値がないという結果になることもあるのです。

三、公的な試験はしないこと。公的な試験では、実際的技術や道徳的資質をすべて無視し、第一義的試験をあとまわしにし、第二義的なもの（または最後でもよいもの）を最初にし、純粋に第二義的なものを重要かつ必須のものとしなければならなくなることは、看護学校の実地の知識をもっている者なら誰でも知っていることなのです。そのような試験の成績は看護師としての評価には大して影響を及ぼしません。

登録簿には病院の管理者はのせないなどという計画はまったくばかげています。というのは看護師長には、看護師の行動、能力について第一の責任があるのですから。
例えばリバプールの免許状は一旦返却して署名しなおすか、仮署名するか、または再発行するか、あるいは定期的に一定期間を設けて期限切れにしなければなりません。この免許状は三年ごとに署名しなおさなければならないのです。登録に関し、提案事項はその他に何がありましたでしょうか？」

この覚え書きの返事として、ウィリアム卿から手紙が出されたかどうかについては、我々はついにそれを解明できなかった。しかし彼は看護師登録制導入の賛成者として、この運動を支持していった。この覚え書きを注意して読めば、ナイチンゲールの登録に関する見解は発展過程にあったのだということがよくわかる。すでに彼女は何らかの形の登録制度は必要であると認めてはいたが、最初のうちはこれを小規模の範囲で始めるべきだと考えていたのである。

ナイチンゲールが看護師試験反対を強く主張した見解とはうらはらに、彼女が陸軍医科大学生の試験についてはその必要性を強く主張したことを思いあわせると興味深い。後者の場合、ナイチンゲールは候補生を配属するのに利用できるすぐれた有意義な試験であるとみなしていた。彼女は管理者にその他いかなる権限も無条件では与えようとはしなかった。かりに権限を与えるとすれば多分個人の性格までも考慮に入れて考えることになるだろうというのがその理由だったのである。

第13章

その他の友人医師たち

ジェームズ・クラーク卿、ウィリアム・ボーマン卿、パティソン・ウォーカー博士、エリザベス・ブラックウェル博士、ジョン・ショウ・ビリングズ博士、ジェームズ・Y・シンプソン卿、ピンコフス博士

ジェームズ・クラーク卿（一七八八～一八七〇）

ジェームズ・クラーク卿は、ヴィクトリア女王の主治医としてよく知られている。彼はまた、ナイチンゲールを家族の無理じいから解放して自由にしたきっかけをつくるうえで重要な役割を演じた功績によってもよく知られている。カイゼルスヴェルトから帰った折には、すでに彼女は自分を束縛していたものから自由になっていた。しかし姉のパーセノープと母親はナイチンゲールを自分たちの生活のなかに縛っておこうとし、再度必死の努力を払ったのである。パーセノープはこのことに極端なまでに夢中になってしまい、そのため一家の主治医であり友人でもあるジェームズ卿は、精神的破綻を来す恐れがあると警告したほどだった。彼は家族にこの二人の姉妹は別居した方がいい、それが一番良い方法だと忠告した。

彼がこうしてフローレンスを精神的、道徳的に支持したことは明白である。このため彼女は、自分が自らの運命を全うするためには家族と別れることになっても仕方がないと心を決めることができたのであった。一八五二年、彼女はこう書いている。

「私は私自身が今味わっている腹立ちと憤りで心がふるえます。また私が推し進めようとしていることに心からのよろこびがないことについて後悔と苦痛の念でいっぱいです。私はあまりにも長い間、単なる子供として扱われてきたので、私自身に対してさえも、このことを断固として言い切ることができないのです。今の心境に到達するには非常な努力がいりました。私は家族から何の同情も期待してはいけないのです」

しかしながらジェームズ・クラーク卿の支持を得て、彼女は自由を勝ちとっていった。そして翌年、自己解放の証拠にハーレー街にある小さな病院で看護師長の地位を獲得したのである。

彼女はジェームズ卿から受けた恩を忘れたことはなかった。彼が生きている間ずっと、まるで養父ででもあるかのように、種々のことを相談しまた全幅の信頼を置いてきた。彼女が

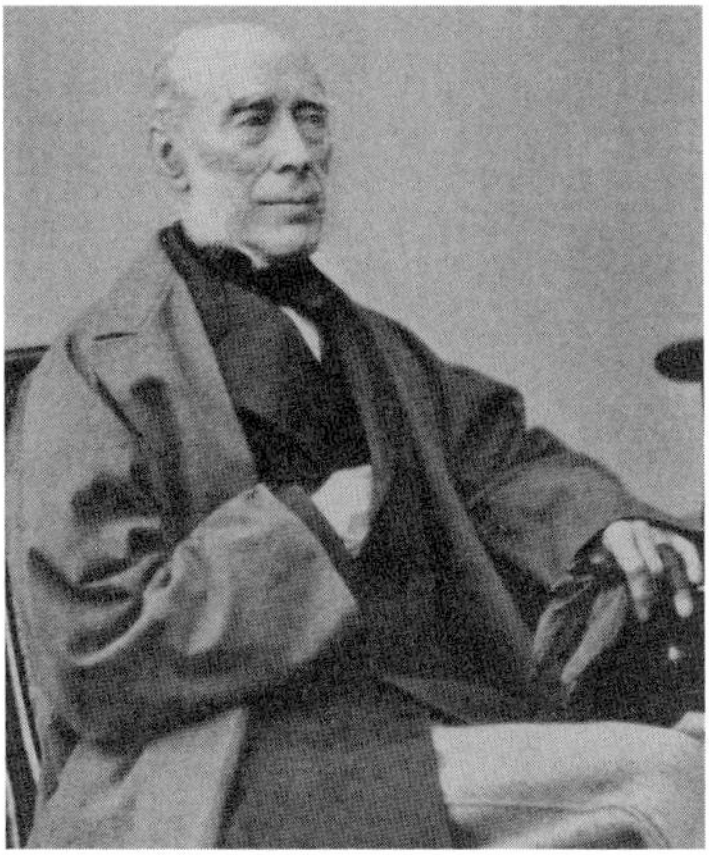

ジェームズ・クラーク卿（1788 ～ 1870）

クリミアから大きな目標を心に決めて帰還した時、彼女をバルモラルへ連れて行き、ヴィクトリア女王、コンソート皇子に紹介の労をとったのは、他ならぬこのジェームズ卿だったのである。彼女は王立委員会の任命を受けることに成功すると、ジェームズ卿をこの委員会のメンバーに加えるという難事をやってのけようとした。彼女は彼が委員会に関する彼女の見解を支持してくれるものと十分承知していた。その後一八五七年、中国への遠征軍が編成された時、ジェームズ卿の友情厚いはからいによりナイチンゲールは想像し得る限りのあらゆる医学上の予防策を講ずるべきであるとして軍医総監を動かすことができたのである。当の総監であったアンドリュー・スミス卿としては、自分を以前批判していた者が直接自分に近づいてくるのをよろこんだとはまず考えられないことだった。

陸軍医科大学の件ではジェームズ卿は最も力を貸してくれた。彼女が学則を作成したりするのを助力してくれた。彼女は彼女で時々つきあたる様々な挫折についてそのつど知らせた。時には楽天的に、また時には悲観的になったりした。一八五八年十一月、彼女は自分の得たよろこびについてこう彼に手紙を出している。

「私はこの学校にどんな小さな疑問点もそのままに残しておきたくないのです。また私の天性と経験とに基づいた活動的な精神が私にそうさせてくれないのです。これは決して楽観的な気持ちから出たことなどではないと思っております」

その数年後、彼女はあらゆることに絶望してしまった。

「陸軍医学局は、自ら好んでできるだけ早く破滅しようとしているのです。私は最後の手段も使いつくしてしまいました。もはやこれ以上、もう一度あなたのご提案に立ち帰り、もう一つ別の王立委員会をつくるという以外なすすべもありません」

彼女は医科大学の教授の任命問題について、彼と議論をし、病理学者の義務とは何であるかということまでも言って聞かせたのだった。

「病理学者は往々にしてこうした大学の主要な目的は〔教材として〕病理学的にすぐれた病人を用意することにあると考えがちです[★30]。でももしチェーサム大学がこうした病人をたくさんつくってしまうことにでもなれば、統計局に現状ではいけないといわれるような報告[★31]をしなければならなくなります。病理学が必須なことは疑いもないところです。

★30　医療者側の専門分化にともなって、その目的の方が優先してしまい、肝心の患者がおろそかにされる有様を、ナイチンゲール特有の辛辣なユーモアをもって述べたもの。

★31　もしある病院で病理学者の好む病人ばかり増加したならば、病院の衛生状態を把握している統計局からみれば、その病院は良くない病院とみなされるであろう、の意。

しかしこの陸軍医科大学の目的はほかならぬ病気の予防にあるのです。重病人の治療がなされたという記録報告が目的ではないのです」

一八六〇年ナイチンゲール看護学校が設立された時、彼女はジェームズ・クラーク卿が運営上の評議員になるよう配慮した。また他方一八六七年、プロシアのアウグスタ女王が英国をご訪問された時、ヴィクトリア女王にかわって、この賓客とナイチンゲールとの会見の機会をつくったのはジェームズ卿その人であった。我々はすでに、ジェームズ卿がなかに立ちいかにしてナイチンゲールの要請をヴィクトリア女王にまで上奏し、これにより、女王陛下がセント・トーマス病院の土台石を置かれたか、その間の事情を見てきた。

ジェームズ・クラーク卿はナイチンゲールにとっては常に自分を励ましてくれる存在であった。一八七〇年、八十二歳の天命を全うし、彼が亡くなった時、その死を彼女がいかに深く悲しんだか想像にかたくない。

ウィリアム・ボーマン卿(一八一六〜一八九二)

ヴィクトリア中期の最も傑出した眼科医はウィリアム・ボーマン博士(後に卿)であった。

ボーマン博士は一八四〇年、キングス・カレッジ病院の外科医師補に任命された。六年後には王立ロンドン眼科病院（ムアフィールズ）の医師に選出された。彼は看護師教育に関心をもち、ベントレー・トッド博士と協力して、一八四八年、看護師教育のためセント・ジョン寮（St. John House）を創立した。彼がはじめてナイチンゲールに会ったのは一八五三年のことであり、この時彼女は上流階級の婦女子のためのハーレー・ストリート病院の看護師長であった。彼は彼女の才能をめざとく認め、一八五四年にキングス・カレッジ病院の看護師長の地位を見つけ、さらに幅広い活動の場を与えたのであった。彼女もまたボーマン博士を尊敬していて、この地位につこうかと真面目に考えたが、クリミア戦争のため一時中断したかたちとなり、彼女が帰ってきた時には胸中別の目的を秘めていた。彼女はスクタリからボーマン博士に手紙を書き、自分の関係する看護学校が設立された暁には彼に評議会のために力になってくれるよう要請している。彼は一八八四年准男爵に叙せられてからも彼女の世話をし続け、晩年を通してずっとこの施設をつくることに関心を示し続けた。

ボーマン博士は一時（一八六一年）ナイチンゲール基金とセント・ジョン病院との間に一つの結びつきをつくろうと試みた。しかし、これからは何の結果も得られなかった。この件に関する書簡のなかにはナイチンゲールの見解もいくつか見られ、かなり興味深いものである。

彼女はキングス・カレッジ病院の看護制度を批判しこのように書いている。

「司教たちが墓地自体にその身を委ねているごとく、それと同じような熱心さでまさに墓地へと通じている看護に夢中になっているのです」

サザーランド博士あての別の書簡のなかで、彼女はこう言っている。「あなたかボーマン博士かどちらかが、せめてジョーンズ女史★32の半分くらいでもわけがわかれば私は幸せだということができるのですが」

彼女がボーマン博士に親展の手紙を書き、そのなかでその手紙を燃やして欲しいとたのんだのはセント・ジョン病院問題に関する一件であった。そしてその反面、別の部分では返送して欲しいとたのんでいる。彼は言われたとおりに返送し、覚え書きを添付し、「あなたのご指示どおりに」そうしたという旨を述べている。

パティソン・ウォーカー博士

パティソン・ウォーカー博士の手紙はすでに引用したことがあるが、彼はインド軍の軍医の時、彼女に自己紹介をした。そのやり方が非常に立派なものだったので、彼女の共感と助力を得ることになった。一八六三年十二月三十日、彼は彼女あての書簡にこう書いている。

「拝啓

小生、在籍十八年の軍医として賜暇《しか》から戻るにあたり、軍の疾病の減少と死亡率の低下をいくばくでも促進できるような知識を身につけたく切望しております。このことはとりもなおさず、私自身の義務をさらに有効に果たし、既成の事実と考えられている諸原則と同様にこうした知識を広めるよう努力していくことであります」

ナイチンゲールはこの誠実さに満ちた懇願をいたくよろこび、彼にインドの衛生状態の現状を説明してくれる最もすぐれた資料としてインド衛生委員会の報告書を参照するように伝えたのであった。彼の熱意はすぐに報いられたようである。というのは一八六四年、彼はベンガルの衛生局長に任命されたのである。しかし不運にも健康を害し一年たたないうちにその地位を退かなければならなかった。何年かの間、ナイチンゲールは種々の点につき彼になにかと相談したのだった。彼が局長に就任して間もなく、彼女はデリー癤（Delhi boils）について質問し、こう付言している。

★32　Miss Jones：詳細は不明。

「これはあなた方委員会が立派に取り組む価値のある症例の一つです。癤の原因についてはほとんど知られておりません。デリーにおけるその原因を発見し、この病気をなおす方法を研究するよう、意をつくして精査すれば委員会の活動はずっとやりやすくなることでしょう」

しかしデリー癤が原生動物によるものであるということはずっと後になるまでわからなかった。さらにその治療にはアンチモン塩（antimony salts）を注射すればよいということが知られたのはずっと後のことであった。

一八六八年、パティソン・ウォーカーは彼のインドにおける仕事について、長い報告書をナイチンゲールに送り、彼女を非常によろこばせた。

「あなたのお手紙は、私にとってセルボーン[★33]のホワイトにおとらぬほど興味深く、スターン[★34]にもまさり感動的でした。また衛生問題ではチャドウィック氏自身におとらぬほど熱心であるのみならず、チャドウィック氏以上のおもむきさえそなえておられるようです」

同じ手紙で、ナイチンゲールは彼女独特の筆致でこうも書いている。

「議会の会期が終われば私は住所を誰にも知らせず〝姿を消して〟いることでしょう。私は軍医局にはエペソに行くところだといっておきました。なぜなら私としては、軍医局

――の戦争好きな連中よりもエペソの方がはるかに好ましいからです」

手紙の最後は、彼女がよく口にしていたように、間接的に共感を求める気持ちを込めて書いたもので結んであった。「私が二度と再びなおることのない病気になってから、ちょうど今日で十一年目になります」。この手紙は一八六八年八月十日付であった。その後手紙のやりとりはとだえたようである。あるいは少なくともそれ以後の手紙は見つかっていない。

エリザベス・ブラックウェル博士

ナイチンゲールの関心は女医よりも看護師の方にあったが、ただエリザベス・ブラックウェル博士とは親密な友人同士であった。彼女はイギリス医師登録簿上の最初の女医であった。一八五一年、ナイチンゲールはブラックウェル女史をエンブリーの自宅に招き、共同研究をしたいと思っているとさえ話した。自分たちのいる大きな家を見ながら、ナイチンゲールはこの友にこの家をどうすれば病院として利用できるか、また胸中ひそかにベッドの配置はど

★33　Selborne：『博物誌』の著者。
★34　Sterne, Laurence（一七一三～一七六八）：英国の牧師、小説家。『トリストラム・シャンディ』などの著者。

んな具合にしたらよいかさえも決めているなどということを話した。

その後一八五九年、二月から三月にかけ看護師養成校設立計画の骨子ができ、またどこが担当病院になるか決まっていない時、ナイチンゲールはブラックウェル女史に、この新しい学校の管理者としての地位についてくれるように説得をしている。エリザベスは自分の妹のエメリーに手紙を書いている。「私たちは大真面目になって看護教育プランについて話し合っています。彼女はこの問題に対し私がもっと関心をもって欲しいと思っています。」実際にはブラックウェル女史はこの地位につくことにあまり気のりがしなかった。一つには自分の個人的な仕事もしたかったからであるが、もちろんこの仕事はこうした地位と両立する性質の仕事ではなかった。もう一つには、ホワイトフィールド博士が断固としてこの計画に反対の態度を示したからである。彼は書いている。「あなたが思っているほどの仕事をすべてできるようなイギリス女性には、私は今までたった一人もお目にかかったことがありません。これはあなたにとっても同様でしょう。また、たとえそれが望ましいことであっても、E・ブラックウェル女史ができるとはとうてい考えられないことです」。第二の理由としては、おそらくブラックウェル女史はあらゆる点について強烈な意志と信念の持ち主であり、彼女同様に強烈な信念の持ち主である女性とうまくやっていくことは非常に難しいことだと考えたからに違いない。ともかく、この計画は失敗に終わり、ナイチンゲールはかなりの失望を味わった。

彼女たちはその最晩年、すなわち一九一〇年まで、お互いに接触を保ち続けたのであった。一八七一年、ブラックウェル女史は国民公衆衛生協会という機関に関心をもつに至った。この機関の目的は衛生知識と健康保持の方法を普及することにあった。彼女はナイチンゲールが協会の総評議員になってくれることを望んだ。これは彼女の手紙の冒頭に書いてあるとおりである。

――「私は自分にとって一生の仕事と言うべきものに取り組みました。私はあなたがこれをお認めくださり、私たち、総評議員のメンバーとなってくださるかどうか知りとうございます」

この末尾の文章を読めば、彼女たちが似かよった考えを抱いていたことがわかる。

――「親愛なる私の友よ、私には人生の規範とはただ主の御心を満たすべく、絶え間なき努力のためだけにこそ存在価値があるように思われるのです。私は私が生を得た国のため、できるだけの奉仕をささげる所存なのでございます」

我々にはこの彼女の懇請が功を奏したかどうかは知ることができない。ナイチンゲールの返事の手紙が見つからないからである。

ほぼ同時にブラックウェル博士は、フローレンス・ナイチンゲールに手紙を出し、伝染病法を立案している委員会に提出すべき各種の資料に関し助言を求めている。ブラックウェル女史は身体検査を義務化することは不当で残酷なものと思い、その証拠を提出する約束をした。また同時にこれはこの法律が絶滅しようとしている悪い病気を治療するという提案を出してみる良い機会だとも思った。彼女はナイチンゲールにその提案の起草を要請し、一方自らもナイチンゲールの承認をとりつけようとして自分の提案をいくつか出した。

それから十二年後の一八八三年三月、彼女は再びフローレンス・ナイチンゲールに手紙を出している。それは助産師学校の創立に関するものだった。女性のみからなる小委員会がこの問題を考えたが、医師自身は決してこんな学校を設立しないだろうという結論に達した。そこで学校設立計画は非常に小規模につくられた。この手紙の末尾は再びきわめて私的な覚え書きで終わっている。

「こういうわけで、親愛なる私の友よ、私たちは依然としてすばらしいあなたの計画を実行に移すにはまだ程遠い状態です。でもこれは私たちの将来の仕事のために貴重な資料となるものと思っております。またこのため将来の研究者たちは生涯をかけてあなたが心を傾けて追求し、とり組まれた大問題であることを知り、自らの励みとすることができると確信しております。

私自身について少し内々の話をいたしましょう。私は実のところ『若人たちの倫理教育』を私の後継者たちの手に、今度はあなたたちが取り組む番だと言って委ねた時、私の仕事はもう終わったものと思っておりました。でもそうではありませんでした。新しく特別な業務が最初の女医である私に対して出てきたのです。これは私の見るところいかなる人でもなし得るというものではないのです。それは誤った性生理学でなく、正しい性生理学を女性に対すると同じく男性に対しても教育していかなければならないということです。もちろんこれは私の仕事のなかでもごく内々の仕事です。この方法には種々様々あります」

ブラックウェル女史が再び彼女の友をサウス・ストリートに訪れたのはこの頃のことであった。イシュベル・ロス（Ishbel Ross）はその著『運命の子』（Child of Destiny）のなかでこの再会についてこう語っている。

「もはや一方の行為を他方が理解するということはできなかった。しかし彼女たちの厚い友情は消えていなかった。エリザベスはフローレンスが変わってきたことに気がつい

た。彼女は性格が穏やかになっていた。言うことにもとげがなかった。皮肉たっぷりの顔も温和になっていた。彼女は大きく成長していた。非常によく笑った。しかし今はインド軍の件で心を痛めており、これにはまもなくエリザベスもまき込まれることになったのである」

ナイチンゲールが最初ブラックウェル博士と知り合いになった時、彼女は女医の医学的能力についてあまり評価していなかった。だが時がたつにつれ、彼女の女医に対する評価も高くなってきた。彼女は女医でも産科医として重要な役割を果たすことができることがわかり、さらに一層の信頼を置き、周知のごとく終生ずっとメイ・ソーンという有名な女医に主治医になってもらったりしたのである。

ジョン・ショウ・ビリングズ博士

ナイチンゲールの衛生改善家、病院設計専門家としての名声があがるにともない、病院設計計画についての助言、批評を求める要請が世界中いたるところから寄せられた。ジョンズ・ホプキンス病院が建てられようとしていた時、J・ショウ・ビリングズ博士は彼女の助言を要請した。周知のごとく彼はこの有名な病院の建設に大きな役割を果たした人物である。一八七六年十月二十三日、彼はナイチンゲールあてに、次のような書簡を送っている。

「ウォードローパー夫人は親切にも小包を送ってくださったのですが、彼女の紹介でジョンズ・ホプキンス基金の出資でアメリカのボルチモアに病院を設置しようという計画の青写真を御許に送らせていただきました。この病院には看護学校、予後のための保養所、孤児院、その他の施設も併設されております。私は今ヨーロッパへ行くところで、アメリカへの帰途、ロンドンで一日か二日過ごし、十一月下旬には本国へ戻ります。こうしたことに関して、あなたが多大な関心を抱いておられることは存じておりますので、もしあなたのご健康上差しつかえなければ、私が発ちます前に、この計画とこれに添付してあります小冊子二部に目を通してお調べいただき、ご感想をお聞かせいただければ非常に有難いと思う次第なのでございます。これはまだほんの青写真の段階なので、次の段階に移る前にご批判をお願いしたいわけなのです。心から尊敬の念をもちまして筆を置きます。

ジョン・S・ビリングズ」

ナイチンゲールは即刻この計画書をサザーランド博士に見せて博士の意見を求めた。これに対する彼の印象はあまり良くなかった。そこでナイチンゲールにこんな件に対して批評などすべきでないと言った。しかしアバーネシー[★35]が患者に対して行ったごとく、これらの計画を彼女の病院の件に関する著述にまかせようとした。しかし彼女はこれに満足せず、時を移さず仕事にかかり、この計画を徹底的に調べあげ、その結果をビリングズ博士に送ったのである。この内容は一八七六年十二月四日付で彼が彼女に送った第二の手紙のなかに書かれている。

「ジョンズ・ホプキンス病院設立計画に関する十二枚よりなる覚え書きを同封したあなたの十二月二日付のお手紙確かにいただきました。あなたのご好意に対し私はここに心より感謝申し上げる次第です。あなたのご批評は私がアメリカに戻り次第、理事のところへ持って参ります。私は理事たちがあなたのご意見に関心をもち大いに影響を受けることを確信しております。私としてはこの（あなたのご提案）に賛成することより他になすすべを知りません。

　この計画全体にもられている病院運営の労力と費用とについては、私としては全面的に理解できます。また病棟からすべてのサービス・ルームをなくしてしまうと大体どんなことがおこるかもわかります。あなたの覚え書きを拝見しますと、約九カ月ほど前、理事会が病院計画として発表した五つの別々のプランをのせている書物をまだ受け取っておられないように思えます。その本があなたに送られたことは確かなのですが。その本のなかで私の考えました計画は第一番目にありますが、その計画によれば、あなたがご指摘して反対なさっている多くの点は避けることができると思うのです。まだその本をご覧になっておられませんのでしたら、一部まちがいなくお送りいたします。

最初はほんの一棟か二棟程度だけ建てるべきだというのが、まさしく私の考えているところなのです。でも今はあなたの覚え書きに対して申し上げることはやめましょう。また私としてもあなたのおっしゃっていること以外のことをするとは考えられないのです。またあなたにお送りしました計画書の写しはあなたにお持ちいただく分です。また別の計画ができましたら、今後あなたにもお送りいたします。もし上記五つの計画をのせた本があなたのお手もとにないのならその旨言ってくだされば早速お送りいたします。

今から九日間は私のあて先は『ロンドンのロスベリーのファウンダーズコートにあるシップレー社のブラウン氏気付』です。その後は『アメリカのワシントンDC、軍医総

★35　Dr. Abernethy（一七六四～一八二三）：英国の外科医、食事療法の考案者。

監室』となります。私は今月五日リーズ、エディンバラ方面に向けてロンドンを発ち、十六日に帰りの航路につきます。あなたのご批評に対しもう一度重ねて感謝いたします。

それではお身体大切にご自愛のほどを祈って筆を置きます。

敬具

医学博士　ジョン・S・ビリングズ」

私はジョンズ・ホプキンス病院を調査してみたが、ナイチンゲールの提案に関した資料は何もないことがわかった。大英博物館で調べてみたら、ジョンズ・ホプキンス病院の計画書五つを含んだ本の資料は一九三九～四五年の戦争時に消失してしまったことが判明したのである。

ジェームズ・Y・シンプソン卿

一八六九年、フローレンス・ナイチンゲールは助産師の養成と産婦人科病院建設に大いにうち込んでいた。当時産褥熱の原因は知られていなかった。これは一般に入院している病院の衛生状態が悪いためと考えられていた。彼女が資料を求めた一人にジェームズ・Y・シンプソン卿がいた。一八六九年六月十三日付の手紙のなかで彼は「病院制度」に関する自分の見解を示し、病院の高死亡率の低下のため闘うにはいかなる手段をとればよいかを論じた。この長い手紙は緑のインクで書かれていた。彼がある出産にかかわっていて家から離れていたからである。このなかで彼は、自身の考えによる興味深い提案を示している。

「リバプールのノートン氏は鉄材を使った教会、住宅等を建てた偉大な建築家ですが、今鉄材を使用した一階建の病院を建築しています。彼はこの病院が石材や石灰を使った場合よりはるかに安価にしあげることができるだろうと思っています。私はその内側にごく安価な野菜のもやし灰を全面にぬってわるさをする生物類は全部たやしてしまおうかなどと突拍子もないことを空想しております。これなら外側の鉄壁と内側の鉄製の網戸の格子の間に置き、鉄の網戸の格子を見た目にもよくぬったりすることもできるでしょう」

この計画が実行されたかどうかについて、我々はさだかな資料をもち合わせていない。

ピンコフス博士

ナイチンゲールのその他の書簡のなかに、ピンコフス博士あての手紙が二通存在している。

彼はナイチンゲールがスクタリかクリミアで戦争中に出会った人物である。ナイチンゲールがイギリスへ帰国するとすぐ彼が手紙を書いたことは明らかである。それはある出版物を発刊するに際し、彼女の業績を引用するのを許して欲しいという内容だった。彼女は（一八五六年八月二十六日）返事を出している。「私は性格的にあまり自分の名前が知られることを好みませんので、その出版に際し公共誌には私の名前がのることがないよう、どうかくれぐれもお願い申し上げておきます」

その翌年ピンコフス博士はハーレー・ストリートの上流階級の女性専門病院の件で彼女に何か質問をしたことは間違いないところである。なぜなら彼女の手紙にはそこで自身が見た症例が詳細に書いてあったからである。これを見るとナイチンゲールには、すぐれた臨床観察力もあることがわかるのである。

「私がそこにいる間に見た症例はほとんど必ずといってよいほどヒステリーか癌でした。そこにいる間、ヒステリーの症例を治療している時、非常に珍しい経験をいたしました。それまでにも私は精神疾患患者を何人となく見てきました。教育のある女性（あるいはイギリス女性でその教育が中途半端な人）のみじめな社会的地位に対して深い同情の念を私は抱いておりますが、こういう臨床的知識は私がそこにいる間に身についたものと思って

おります。でも今はもう二度とこの仕事をすることもないでしょう。私はもうすぐその資料づくりを始めます。その理由は、私が経験したこの珍しい症例は四対一の割合で器質的な症例だったからです。内科医たちはほとんどその助けにはなりません。医師たちはむしろこうした女性患者を悪化させてしまいます（たとえ彼らがすべて第一流の医師であったとしてもです）。なぜなら患者は医者に診てもらうのを一種の贅沢だとみなしているからです」

ナイチンゲールが、彼女の説明によれば器質的な病気ではなく、ヒステリーで悩んでいる女性たちを、いかに扱ったかについて知ることができれば、興味つきないことであろう。

第14章

病身のナイチンゲール

ナイチンゲールは九十歳まで長く生き抜いた。その一生の半分以上もの年月、彼女は病身であった。そして彼女自身も彼女の友人で医師も医師でない人も、もうあまり長い生命ではないと覚悟したことが一度ならずあった。ナイチンゲールを一室にとじ込め、一人さびしく食事をとるのを余儀なくさせた一方で、厖大な量の仕事をなし遂げさせたこの病気、病身とはいったい何だったのであろうか。一八五七年から一九一〇年にかけてはほとんどの時間ベッドに伏せっているが、長椅子か病弱者用の椅子にすわっているようにし、親戚にしろ友人にしろ訪問客にしろ一度に会うのは一人だけに限っていた。またその間、同僚のサザーランド博士とは、自分の部屋からサザーランド博士がつめている部屋に書きつけを送るという方法を使って頻繁に連絡をとりあっていた。博士はこの珍妙でユニークな方法で連絡をとりあっている間ずっとその部屋につめているのであった。一八七〇年七月二十五日、彼女はあるメモをサザーランド博士に送っている（彼はこの時、隣の部屋にいたことは確かである）。「私は今日はもうこれ以上書けません。もし明日お越しくだされば、あなたにお会いすることもできるでしょう。決めなければいけないことが山ほどもありますね」

一八六四年八月十七日、著名な衛生改善家、エドウィン・チャドウィックは彼女に次のような内容の手紙を書いている。「あなたのご病気の結果いろいろ支障がおこりますが、なかでも私が残念に思いますのは、あなたにお会いしてほんの三十分程度でもよいからお互いの関心事について、話をかわすということさえもできないことです。もし話の内容を書くとしたらたっぷり一日はかかってしまうことでしょう」。彼女は一度に二人以上の訪問客には決して会わなかった。ましてや一日に三人、四人と会うことも決してなかったのである。

しかしナイチンゲールは長い間自宅にとじ込もっていたのにもかかわらず、厖大な量の仕事をしたのである。官報や成書に目を通したり、何冊もの資料を収集したり、無数のそれもしばしば非常に長い手紙を認めたり、念入りにつくった覚え書きや統計表等を組み合わせて作成したり、おびただしい覚え書きを書いたりしたが、その多くは現在、大英博物館の一五〇冊に及ぶ大判の書籍として収められている。その他の場所にも多くの資料、文献が残されていることは言うまでもない。彼女は書簡により、政治家、著名な医師、病院の師長、看護師、親戚、友人たちと接触を保っていた。そして鋭い知的精神の働きとはこういうものだということを如実に示したのであった。彼女の残した業績は英国の医学界、外科学界、インドの衛生状態改善、軍医療事業等に恒久的足跡をきざみつけている。〔ナイチンゲールがかかっていたかもしれないと考えられる〕普通の器質的疾病（organic disease）については、そのほとんどに対して抵抗力を示すかのようなこの女性に対しては、いかなる病気もどんな手段をもってしても肉体的に困らせることはできないかのごとくではないか。

こうした疑問に対する答えは、彼女の人生の初期のこと、あるいは医学用語で言えばこの件について既往歴を調べて憶測するしか方法はないのである。

フローレンス・ナイチンゲールはウィリアム・ナイチンゲールとフランシス・ナイチンゲールの間に生まれた二人娘のうち妹の方であった（父のナイチンゲール氏は金持ちの地主でその土地からはかなりの鉱石採掘料が入った）。フローレンスは一八二〇年フィレンツェで生まれた。父は知性もあり教養もある男性であったが決断力はなかったようである。姉と母は気が強くフローレンスに対しあれこれと指図した。彼女たちは二人とも社交界の刺激を享楽していた。これと異なりフローレンスは全く性格を異にし内省的で真面目で思慮深く、人と交わったりすることはまずよろこばなかった。当時は女子の公立学校はなかったが、フローレンスもその姉も主に父から古典、現代語、数学、文学等についてしっかりした教育をほどこされた。フローレンスの方が生徒としては優秀であった。現在の標準から見ても、彼女たち二人は高等教育を受けたと言ってよいであろう。

若いうちからフローレンスは世の中に役に立つ仕事をしたいという希望を抱いていた。十七歳の時、彼女はある精神的危機を経験した。後になってよくこの時のことを「主が私をお召しになり、主のお仕事につかせたまわった日」という具合に記している。このため自分には重要な仕事をなすべき使命があるという信念を固くもっていた。時々彼女は病気の貧しい人々を訪れては看病の手助けをしていた。そのうち徐々に看護こそ自分の人生の使命なのだと信じるようになってきたのである。一八四四年彼女が二十四歳の時、アメリカからやって来たハウ博士（Dr. Howe）に看護を自分の仕事とすることは一体全体途方もない考えなのかどうかと尋ねてみたところ、彼の答えはあたかも彼女を励ますかのように「まあそれは普通では考えられませんね。またあなたの母国英国では普通考えられないということは、むしろ適当なことではないことを意味するのでしょう。しかし、もしあなたがそうした生き方に自分の天職を見出したのならば、敢然と『直面して立ち向かう』べきだと思う、と私は申したい」というものであった。そこでフローレンスは病院で看護教育を受ける決心を固め、母や姉に自分の考えを言い出すと、彼女たちは非常に驚愕し、父親さえもいつもは理解があるのに、気が弱いためからか顔をしかめたのである。そのためフローレンスは口では言えないほど落胆し、日記にこう書いている。

「ああすべてご存知の主よ、あなたは私にまた人生をふりだしに戻ってやりなおせ、などとはおっしゃらないと思います。あなたはご存知なのですから。私はそんなことをしようとしても何もできないでいます。もし父の言うように、この私の決心が虚栄心やわがままなのであれば、主よ、すべてが誤っているのです。私にはもう何も残っていません。私の本質はうつろなものとなってしまいます。ああ主よ、あなたは魂をあなたの下にお召しになり、また新しい形で私をつくられるおつもりですか。そうなのではありませんか。もし記憶というものが末長く残るのであれば、それなら私にとってはもう天国などないのです。もし現在のことが何らかの形で記憶に残るのならば……」

それは苦悶の叫び、心も乱れんばかりの叫びであった。しかし彼女は常識によって自らを救う力をもっており、一カ月後のある覚え書きのなかにこう書いている。

「ああ、もし人が歯痛だけの場合なら一体どんな治療法が発明されることでしょうか。馬車、馬、仔馬、旅行、医者、付き添いの人も私たちをせきたてたりするものなのでしょうか。それにひきかえ、友を失うこと、財産を失うこと、健康をそこなうこと、この三つのうちどれか一つにでもあてはまらない場合で、それが精神といくらかでも関連したことである場合、それは本気にもされなければ理解もされません。そしてあらゆるもろもろの悩みは『空想』という意味の広い言葉に分類されてしまいます。またこれは意味の広い一つの治療法、つまりそれを心の奥底にしまってしまうか、内省するか、いずれにしても同じことなのですが、こうした治療法で処理されてしまうのです」

この文章には鋭い心理学的洞察力がうかがえる。数日後再び書き記している。

「主は私に御心にそうよう何かをさせようとなさっていらっしゃる。そうでないなら私などとうの昔に天国へ召されてしまっているだろう。私は生き続けて、それをなし遂げたいと思う。その時こそ私はこの眼で主の御救いを見ることができよう」

その後も感情的ないさかいが続いた。しかしこの悩める彼女は家族に知られないようにこっそり早起きをし、病院関係のことは何でも学びとってしまうということにある程度の救いを見出していた。彼女が驚くべき記憶力でもってあの厖大な量の知識を身につけたのは、まさにこの期間のことであった。後にこの情報量により、病院の構造、管理、運営についてヨーロッパでも右に出る者はないというほどになったのである。機会があればいつでも彼女は病院を視察し、その管理運営法を学んでいった。

一八四六年、シュヴァリエ・ブンセン（Chevalier Bunsen 彼はナイチンゲールが何か世の中の役に立つ仕事をしたいという希望を知って同情の念を寄せていた）は彼女にカイゼルスヴェルトの社会事業婦人会協会の年報を送った。彼女はこれを読み、即座に看護師としての教育を受けるためカイゼルスヴェルトへ行く決心をした。一八四六年十月彼女はこう書いている。

「私は何か、心を新鮮にするものを望んでいた時、たまたまカイゼルスヴェルトの社会事業婦人会協会の年報を少しばかり読んだ。それでわかりました。そここそ我が家なのです。そこで私の兄弟姉妹たちがみんな仕事をしています。私の心はすでにそこに行っており、いつの日にか私自身、実際にそこに赴いているだろうと信じております。状況が今までどおりであろうとまた変わろうと、ドイツであろうと、イギリスであろうと、そんなことに私は一向お構いなしにやっていこうと思います」

彼女の希望が満たされない状態が続き、誰が見てもこのままでは健康をそこなってしまうということが明らかだった。しかし渡りに舟とはこのことで、一八四七年のローマへの旅行でいくばくかの安らぎを得た。彼女とシドニー・ハーバート、シャフツベリー卿との出会いはまさにこのローマにおいてであり、この同じ心情の持ち主や古都の芸術的結びつきが彼女の人生を豊かに満たしたのであった。だが看護の方面に進みたいという彼女の意志は、家族の猛反対にもかかわらず、断固としてゆるがなかった。

一八四九年、さらにもう一つの危機がおこった。それはリチャード・モンクトン・ミルンズ（Richard Monckton Milnes 後のホウトン卿）がナイチンゲールに求婚したことであった。彼女は彼を尊敬し、彼に対する敬慕の情も大いに抱いていたのだった。それでも彼女は、彼の求婚を断ったのである。それは彼が、彼女自身がもっている倫理上の抱負や生涯の仕事に対し、全面的に共感してはくれないだろうと予知していたからである。少なくとも彼女はそう思ったのである。それは熟慮を重ねたうえでの決心であったが、これで精神的苦痛を再び経験し、気持ちも一層消沈してしまうこととなった。一八五〇年、友人と一緒にエジプト旅行に行った時の日記の一節を見ると、精神的破綻の一歩手前にかろうじてふみとどまっている状態だったことが察せられるのである。その帰途、彼女はカイゼルスヴェルトに立ち寄り、看護学教育を受けるためその地に行こうという決心を新たにしたのであった。

一八五〇年のクリスマス・イヴの日にナイチンゲールは自分の気持ちを日記に書きとめて

いる。これを読むと、この献身的な女性が経験した恐ろしい危機感や彼女が受けた精神的打撃がどんなものだったかがよくわかる。

「ああ主よ、一体私はどうなるのでしょう。希望がふくらみ、大変な努力をしてこのフローレンスを神に捧げようと決心してからもはや一年半にもなるのです。ああ、時は今です。怠惰な生活によって私に課せられていた古い習慣をうち破り、現在の活動の世界に生きるのでなく、夢にまで見た将来の世界に生きて、死に、そして再びよみがえるのです。もしこの努力が無に帰するのなら、私が一体どんな掟を守らなかったからなのでしょうか。私にはまだそれがわからないのです。私が三十一歳になるこの年にあたり、私には死より他に望ましいものは何一つ考えられません。ああ主よ、あなたは私の本心をご存知なのです。環境をすっかり変えてしまうのです。私はわからないのです。私は理解することとさえ恥ずべきことと思っているのです。

もしもう一度でも彼に会ったりすれば、そうしてしまおうという考えに、私はひきずられてしまうでしょう。私が彼の求婚を断って以来、彼のことを考えない日は一日とてありませんでした。彼の共感がないとしたら、私の人生なんてなんと果てしなく孤独なのだろうかと思わない日は一日とてありませんでした。一体全体私はなおまだ彼と結婚したいと思っているのでしょうか。やっとわかってきました。もう私はこんな人生には耐えられません。他に何の希望もなくただ現在の仕事に縛りつけられていて、それを黙々と続け、大層なものだなどとされていく人生には耐えられないのです。それでいてまた気持ちの赴くままにこうしたことを私の力の及ぶ範囲外にほうりだしてしまい、自分自身で本当にお金持ちになって人生を送るなどということも、私にとっては自殺に等しいことのように思えるのです。そのくせ、私の人生は今でも自殺に等しいものなのです」

だが断固たる決心が、反対を押し切ろうとしていた。しかしそれには非常に大きな代償を要したのである。一八五一年、ほとんど常軌を逸したともいえる姉の反対や、同じく母親の冷たい態度にもかかわらず、彼女はカイゼルスヴェルトへ行き三カ月間そこに滞在していた。姉は非常に腹を立てていたが、カイゼルスヴェルトまで一緒に来た。看護学校に入学するにあたり、姉にさようならを言いながらフローレンスは自分の腕輪をはずして姉にさしだし、どうか身につけておいてほしいと心やさしく言った。その贈り物に対し姉のパーセノープはよろこぶどころか腹立ちまぎれに妹の顔めがけて投げかえした。この事件についてフローレンスは後刻、日記にこう記している。「その時のシーンにあまりにも激しいショックを受けたので、私は思わず気が遠くなってしまいました」。この記載を彼女は、一旦は日記に書いたが、ペンで線を引き抹消していることに意味深長なものがうかがえる。「その時、初めて私は、次第に死へ追いやられていく病気の症候を感じとったのでした」。パーセノープの立腹は次第に激情にまで発展し、これが実際に身体的反応となって表出してきたのであった。

フローレンスがカイゼルスヴェルトから帰るとパーセノープはもう一度、フローレンスに言うことをきかせようと努力した。今度は自分がとても身体が弱ってしまっているので、フローレンスがいつも見ていてくれなければいけないのだと。しかし今回は、フローレンスも以前よりはずっとよくものが見えてよく考えられた。ウッドハム-スミス夫人の言葉は言い得て妙である。「この夏こそ、彼女の人生に対する姿勢が変わったのである。彼女は、自分が行動しなければならないのだと悟ってきたのである」

このときジェームズ・クラーク卿はフローレンスに姉は彼女の助力がなくても一人で生きていけるように教え込まなければならないと助言した。その後の一年半、フローレンスは大部分の時間、家を離れて今までよりも独立した行動をとり始めた。彼女は依然として自分には人生においてなすべき使命があると確信していた。一八五二年六月、彼女はこの信念を再確認している。

──「私は主の御心によって、主が自然に及ぼしている力によりここまで生きてこられたのです。私がしたこと以外のことは考えも及びませんでした。私は今後もまた、主の御心のままに導かれていくことでしょう」

彼女と家族の決定的な訣別がおこったのは、一八五三年四月、ハーレー・ストリートにある小さな病院の看護師長の地位を得た時であった。ここにおいて彼女は、実際の看護上の諸問題に没頭しつつ、すぐれてはいたけれども今まで表現したことのなかった管理能力を急速にのばした。彼女はこれでやっと家族から独立できたと思い、姉の訪問にあまりいい顔はしなかった。フローレンスによれば、姉は病院に来るたびにヒステリックな攻撃を彼女に加えるのだった。こうした経験により彼女は自分の能力に自信ができたとみえ、クリミアへの召集が来た時、その任務によろこんでついたのであった。

こうして、この十分教育を受けた女性が一人、見るも無惨に外傷を負い、道徳的にも病いに陥っている人たちで満ちている病院に入って急に仕事をすることとなった。そして女性である看護師たちを管理する困難さ、特別の食事を用意したり、自分にまかされた莫大な金額の出納記録、また陰険に時にはあけすけに自分の仕事に対してなされるいやがらせに負けまいとする努力、こうしたもろもろの苦労など、彼女の双肩には想像もできない程の重荷がのしかかっていったのだった。彼女の友人も同僚も、その持久力には舌を巻いて驚嘆したものであった。

しかし行動とそれに対する反動とは比例するものであり、全く性質を異にすることが多い。彼女がイギリスに戻って来た時には、青白い顔をして、身体も弱ってやせてしまい、肉体的にも衰えの時期に来ていたが、彼女の精神はまだ輝やかしく燃えていて決意もぐらついてはいなかった。軍隊の衛生状態を向上させようという目標や医療施設をもっと充実したものにしようという目標があり、これが彼女の心の支えとなっていた。

一八五六年から一八五七年にかけて彼女がこの偉大な活動をいかに開始したかについては周知のごとくである。この間、彼女は終日働いた。時には夜間も働くことがあり、休日も返上し、食事もあまりとらず、睡眠時間も少なかった。体重も減りいらいらしやすくなった。自分の仕事の足手まといになり、邪魔だてしようなどとするものは何であれ誰であれ彼女を怒らせた。ナイチンゲールは親戚の訪問もよろこばなかった。一八五七年八月十日、彼女とサザーランド博士が大急ぎで衛生委員会の報告書を作成し完成すると、彼女はもはや肉体的限界に達し、衰えきってしまい、何にも手がつかなくなってしまった。彼女はマルヴァーンへ行き、そこで一人きりになって「水治療法」を受けた。医師によれば、彼女の心臓は動悸が激しく、鼓動が速すぎるということであった。医者は彼女に臥床しているように命じ、心臓が正常に戻るまでは決して起きあがってはいけないと言った。それ以後、その人生が終わりを告げるまでの五十三年間、彼女は長椅子か車椅子の生活をずっと続けたのである。

彼女がロンドンへ戻ってきた時の状態といえば、姉が訪ねてくると思っただけでもう動悸が激しくなり、息切れし、頭痛を感じ、心臓まで痛みだすという有様であった。姉は彼女を訪問するのを延期した。それは、今しばらくの間は少しでも気にさわるようなことがあったり、気乗りのしない訪問を受けたり、自分の希望に対して反対されたり、自分の意見に賛意を得られなかったりすると、それだけでもう症状が出てしまうからだった。こうして彼女は自分のしたくないことはどんなことでも絶対やってはならないと言われ、自分が嫌いな人にはつとめて会わないようにと指示された。こういう事情を経て彼女の生活習慣ができあがったのである。それは当面の危機状態が過ぎた後もずっとそのまま保たれたのである。彼女は自分の仕事に精神を集中させ、目を覚ましている間はずっと自分の心を全面的に占めている大計画を遂行すること以外何も望むことはなかった。

ナイチンゲールは身体がきかなかったわけではなかった。彼女が器質的な病気にかかっているとは誰も言明していない。(ごくたまのことではあったが)旅行する時には特別列車に乗った。しかしサウス・ストリートからどこかに行くことはもうほとんどなかった。彼女は自分の身体の弱いことや激しい痛みを話して病弱の身をまぎらわした。それでもそんなことにはお構いなしに心をうち込んで仕事をしたのである。

一八六五年、パティソン・ウォーカー博士あての手紙で彼女はこう言っている。

「私はインドを訪問したいものだと切望しております。もはやこの世でこの熱望以外に実際何も望むことはありません。この希望ほど私が関心をもっているものは何もありません。しかし悲しいかな、それは私にとって、とてもかなえられない希望なのです。私がロンドンを去る時は、私が死ぬ時でしょう。となり街に行くことでさえ、もしそんなことをしようものならすぐにも死んでしまいそうな状態なのです。七年間もの間、もはや半年と生きられることはないだろうと思われてきました。これから見ると、私は（血統なのでしょうか?）、鉄のような身体をそなえているみたいですが、それにしてももはや私はこのままだんだん悪くなっていくだけなのでしょう」

それから三年後、彼女は同じ医師に同じ調子でまた手紙を書いている。

彼女は病身ではあったが、それでもこれにより知的活動を妨げられることはなく、またこれが厖大な量にのぼる書簡をしたためる妨げともならなかった。しかし次第に手紙の結びとして自分の病気や身体の弱いことの愚痴を書くようになっていった。一八八〇年一月、彼女は書いている。「けれども（私の父が亡くなって以来）六年一カ月というもの、心身ともに休息した日は一日とてもありませんでした」。一八八八年八月彼女は看護師のリースあてにこう書いている。「ここ五カ月間というもの、とても調子が悪く起きあがれたのはたったの五回で、それも非常な負担を身に及ぼしました」

彼女は身体の弱いことをほとんど自慢せんばかりに言っていたが、実際は非常な耐久力をもっていたに違いなかった。これは彼女自身も認めているところである。一八九〇年、七〇歳の時のディヴァイン氏あての手紙のなかで彼女はこう言っている。

「身体を酷使しすぎた病人がもっと早くあなたにお返事しなかったからといっても、あなたは心やさしくお許しくださるものと思っております。ここ四十年間というもの、私は二つのことに没頭し、元気たっぷりの若者がやってもゆうに二十人は必要とする仕事をやってきたのです。そのうえ私はもう年をとって身も心もすり減らしてしまった病人なのです」

年をとって身も心もすり減らしてしまった――これはそういえる。しかし病気、肉体的に病気であるかどうかということになると、こちらはそうはいえないのである。一八九〇年以降、ナイチンゲールの活動はだんだん減ってきた。彼女は以前に比べ身体も丈夫になり、ロやかましくもなった。しかし症状の方はあい変わらずの有様であった。

我々は今やナイチンゲールの病弱のほんとうの理由は何かを考えてみなければならない。彼女には特別に重大な器質的病気はなかったのである。自身も言っているように、彼女は鉄のような頑強な身体をしていた。そのためにこそあの厖大な量の克明な書簡が書けたのである。しかも、手紙を書くということは非常に身体の疲れることなのである。

ナイチンゲールも姉のパーセノープも一般的な言葉で言えば「神経質」で非常に感情的なところがあった。パーセノープは時々ヒステリックになり、フローレンスの方は憂鬱になり気が滅入ることがよくあった。ほぼ十年もの間、彼女は看護師になりたいという気持ちをもち続けその度に家族の者から反対され続けてきた。家族の者に対する義務感と、これこそ主の御心であると自分がそれに従っていきたいと思う念願との二律背反に陥っていた。こうした感情の葛藤は結婚の断念により一段と強くなったが、看護を学び実践し始めると次第に解決されてきた。その次にクリミア戦役の件がある。この時には筆舌につくしがたい過労と心痛とを経験し、病気になってしまい、身体も疲労の極みにあった。クリミアから帰ると静養もせず、公共の場に出ていくこともせず、すぐに軍隊の医療制度の改善にとりかかったのであった。

この仕事にナイチンゲールはほとんど超人的ともいえる精力をもってあたった。しかしこの報告書を作成し終わると疲労困憊し、マルヴァーンでの静養を余儀なくされた。彼女が再び人中に戻った時にはすでにこの病身状態になっていた。そして気のすすまないことがおこりそうだなと思うと、すぐ動悸が激しくなってしまうなどの「症状」がおこるのであった。

彼女と姉との感情的葛藤が彼女の病弱と大いにかかわりがあるということが（一八五八年）五月十六日付アーサー・ヒュー・クラフが彼女の病気の説明として出した手紙[☆4]の内容によって確認された。この手紙は内容からわかるように、パーセノープ・ナイチンゲールに送られたものである。

「昨晩あなたは、フローレンスが健康を害している理由をお尋ねになりました。実のところ私はお話しするのはあまり気がすすまなかったのです。今でもそうです。私の全然知らないような多くの環境的要素があることがわかった以上なおさらです。しかしながら他人はいざ知らず血のつながりのあるあなたでしたら、他人には決してできないよう

☆4　私はこの手紙をお知らせくださったことについて准男爵ハリー・ヴァーニー卿に感謝いたしております。さらに卿はこれを発表することをお許しくださいました。これをすぐ再版する必要が出てきたことにより、この貴重な資料を掲載することができたのです。

なことでもどうにかできることがあると思います。

　私は、彼女の情愛に訴えかけるような機会やそういう立場の人々が他の何にもまして彼女を疲れきらせたと思うのです。そこで本質的にこうしたものをさけるようになったのです。本質的にこれらを恐れ、またはおそらく恐れているのだというふうをよそおったのでしょう。こうしたものに出くわすと、彼女としては受け入れざるを得なくなるのです。そして、それらとのかかわりあいを続けていきたいとさえ望んだのです。それでいて、そのために疲れが少しでも癒されるかというとそうでなかったのです。私の貧弱な経験でもこれぐらいは十分理解できるのであります。

　彼女に会う人は誰でも、とくに次の点に注意しなければなりません。訪問する折には、時刻をいいかげんにしておいてはいけないのです。ある一定の時間を設け、その間は決して訪問したりはしないということを彼女に言って安心させてやらなければなりません。そうすればある日からある日まで、またある一定の時間内は確実に一人でいることができると思って安心なさるのです。

　またその訪問の間も、仕事のこと以外の話にはできるだけ触れないようにしなければなりません。話題が別のことに飛んでも、彼女は関心をもってそれに聞き入るでしょうし、そうすればその話を続けてほしいとさえ思うこともあるでしょう。その間中彼女は知らず知らず体力を消耗していってしまうのです。彼女との面会を終えていざ帰ろうとする時、もっといてほしいと言われてもその言葉に耳を貸してはいけません。『お願いですから、もうしばらくいらしてください』と言われても、訪問客はそんな言葉を絶対真に受けてはならないのです。彼女としては相手が誰であっても、もうお帰りになってくださいなどとは言えないのですから。この点については私自身も初めのうちは間違っていたと思っております。彼女と話していてそんな引き際を間違わないようにできる人が一体いるのでしょうか。

　私が訪問する時刻はいつも決まっていて、決して変更したりはいたしません。実際問題それは訪問などというものではなくて、単なる様子うかがいであり、しばしば伝言だけで用事をすますこともあったのです。訪問客は常に仕事のことを話していましたし、私自身も訪問客がそうするように注意してきました。しかし私にはだんだんわかってきたのです。疲労の症状が少しでも出てこないうちに、彼女が何と言っても、こちらの自分自身の考えで行動することがいかに大切かということです。彼女が何と言っても、彼女がいくらそう望んでもです。

こんなことを申し上げるのは他の誰よりもあなたにとって残酷なことだと思います。でもそれだからこそよけい必要だと存じます。彼女と一番近い間柄にあるのはあなたなのですし、あなた自身が一番の犠牲とならなければいけないのです。サザーランド博士やファー博士や私でしたら、彼女と会っても何のさしつかえもないのに、あなただったらだめで、これはいけないと気をきかせ遠慮して席をはずさなければならないような場合もあり得るでしょう。こんな状態は長くは続かないだろうと確信しております。でも目下のところはそうしなければならないのです。ご了解ください。この手紙について知っている者は他に誰もおりません。

敬具　A・H・クラフ」

身体は精神状態によって大きな影響を受けるということは誰でもよく知っている。快楽や苦痛、恐怖や突然の不安感などにより頬は赤くなったり青くなったりするし、動悸が激しくなったり、その反対に動悸が緩慢になったり、腹痛をもよおしたり、その他に身体の他の部分が痛んだりすることもある。また極端に疲労してくると誰でも気になる刺激に対してより敏感になるものである。フローレンス・ナイチンゲールが疲労困憊して倒れた時には、すでに三年間にわたり彼女は非常に身体の丈夫な人にとってさえ重荷となるような経験をなめて

きていたし、そのうえそれに先だって彼女のような感受性の強い人にとっては、恐ろしいほどの精神の緊張を強いられているような感情的葛藤の犠牲となってきたのであった。その状態は、通常の人間だったらとうてい耐えられないほどのものであったろう。彼女の神経系統が身体に作用を及ぼし、通常ノイローゼ〔神経症〕と呼ばれている状態になっていったのもあながち不思議なことではないだろう。この術語こそ、彼女の精神状態を表わすのにぴったりのことばなのである。

この型のノイローゼはしばしばほんの一時的な状態で患者は完全になおってしまうことがよくある。こうした病気にかかり、その後すぐに回復してしまうのは第一次大戦中では普通のことであった。とくにノイローゼという術語が多数の傷病兵の「心理状態の混乱による行動」を示していた時はそうであった。それならば、フローレンス・ナイチンゲールの場合はどういうわけで回復しなかったのであろうか。

この問いに答えることはそう容易なことではない。もしナイチンゲールが平凡な人間だったならば、いずれ普通の一般人と同様な生活にもどっていったことであろう。しかし彼女は平凡ではなく、平凡人の送るような人生を望みもしなかった。世俗的な付き合い、休日、旅行、娯楽、陽気な会合などは、彼女が内心で主の御心と考えていた自らの人生の偉大な使命と比較したら、全くとるに足らないよしなし事にすぎなかった。この使命を遂行するには他のどこよりも、世間から離れて暮らしながら行うのが一番よいとわかっていた。彼女が「使命の達成のために」権限をもつことを好んだことは事実にしても、自分の方が世間に知られることは非常に嫌った。また同僚でも自分の手助けとなるような時以外は友人をつくりたがらなかった。彼女は自分が病弱であった方が、自分が会見したいと思う人物――政治家、将軍、総督、著名な医師、看護師等――に会う時、自分にとって一番好都合の時に来てもらって会うことが、より簡単にできるということを後には気づいていた。彼女の仕事の大部分が部外秘的なものであり、こうした秘密は世の中とかけ離れた暮らしをしていた方がより簡単に守れるのである。さらにそのうえ都合のよいことは、彼女と反対の立場の者であっても、病弱の彼女に対して公然と反対の態度をとることは潔しと考えなかったことである。

ナイチンゲールが意識的に自分が病弱であることをよいことにそれを利用していたとは考えられないし、またそれは公平な見方でもない。しかし彼女と病弱は自分が心中抱いている目的を達成するのに、ある点ではかなり有利だったことは否定できないであろう。彼女が俗世間に出て行動してみるよりも、世間から引っ込んで暮らしながら行動した方が種々の目的はより多く達成することができたのだと言ってもおそらく間違いはないであろう。ある点では、彼女の病弱というのは、ロバート・ブラウニングが登場する前のバレット嬢に似ている。バレット嬢は世の中との交わりを絶って生活している時には、多くの美しい詩を書く時間がたくさんあった。しかし彼女の場合はその大いなる情熱を燃えあがらせるために人並みの社会生活をとりもどした。ナイチンゲールは人間としての愛情を自分の仕事のために犠牲にしたのである。というよりもむしろ、自らの偉大な使命（mission）を果たすために一生を捧げたのである。それは、果たせるかな一つの崇高な生涯なのであった。

解題

知られざるナイチンゲールのプロフィール
——医師たちとのかかわりから

ナイチンゲール女史が偉大な衛生学者であり、当時の予防医学の推進に貢献し、また重要な影響を学会にも及ぼしたことは本文にも述べられているとおりである。そうした事実からいっても、医師たちとのかかわりは国家の衛生状態の改善のための共働者として、また軍の医療組織改革をテーマとする同志として、医師たちのなかに多くの友人をもち、なかには二十年、三十年という長い交友関係を続けた親友も数多くいた。

そうした事実に反して、彼女と医師たち、または政府高官たちとの交友関係は、公的にはあまり知られていないのではないだろうか。そのことに関して、著者のコープ博士は「彼女は故意に表面に出ることは好まず、個人的な内密の手紙や面談によることが多く、彼女のそうした交渉は個人的なものとしてのかかわりであり、また個人的な書簡として長く秘蔵されていたためである」という見解を述べている。

一般にナイチンゲール女史の評価は、看護界においては、主として看護の内側からの紹介が多く、医療界とくに医師たちがどのような評価を与えていたかという記述はきわめて少ない。少なくとも我が国においてはほとんど見当らない。本書はその意味において、ナイチンゲールのあまり知られていない側面が理解できるのではないかと考えられるのである。

彼女は物心つく頃から独特の生命観をもち、また自然環境とのかかわりにおける生命維持の原理を鋭い感性をもって熟知していた。そしてそのための学習をコツコツと蓄積していたと思われる。必要に応じて、かなりの医学書にも精通していたことが本書を読んでいるなかからも感じられるのである。

したがって、医師たちとのかかわりは「看護師ナイチンゲール」としてよりは一人のまれにみる知性に富んだ、広い識見を備えた知識人としてであり、かつまたクリミア戦争における看護の実践活動を見事にやってのけた傑出した女性であったことからもうかがわれる。そこには自他ともに認められる斯道《しどう》の権威であったことも、うなずけるのである。

彼女ほど多くの病院を訪問し、内容的にもきびしい数々の視点をあてて、病院建築はもとより管理、運営にいたるまで詳細に学習していた人は他に見あたらないといわれた。そしてその観点は病院経営の立場ではなく、どこまでも患者（一人の病んでいる生命）にとってどのような意義があるかという立場からの独創的な発想であったことに注目しなければならない。『病院覚え書き』のなかにある「病院がそなえているべき第一の必要条件は、病院は病人に害を与えないことである」（ナイチンゲール著作集第二巻一八五頁　現代社刊）ということばは、現実を直視した人のみがいえる示唆に富んだものである。

しかし、そうした彼女も、スクタリの病院においてはじめて対決する軍医たちとの応対には、完全に一人の看護師として相対したのであった。彼女はほとんど一点の非のうちどころのない勤務ぶりであり、忍耐づよく、着々と実績を示したのであった。

軍医の代表者で、当時の軍医将校の最高責任者であるホール博士とのかかわりや、また看護管理者として、彼女が絶対に主張してゆずらなかった二人の看護師の人事管理についての権限（女性看護師編成の総監督としての）に対する姿勢などは、読者諸姉（看護師としての）の分身が見られる思いで興味深い。

ナイチンゲール女史は、スクタリの病院での激務による疲労のため風土病におかされ、病身のまま帰国してからほとんど外出することはなく（一八五七〜一九一〇）、それからの五十数年間をベッドか車椅子による生活ですごした。彼女と面会者はすべて一つのルールによって面談が行われ、彼女はすぐに疲労した。

そのような異常ともいえる日常生活と交友関係によって、日夜休むひまもなく衛生委員会や軍の衛生組織に関する種々の困難な改革のために働いた。このような私生活のほとんどないナイチンゲール女史が、医師、学者、政府高官たちとのまれに見る美しい友情を二十年、三十年という永い年月にわたってもち続けることができたことはまことに驚くべきことであった。このような親友は一人ならず数人の傑出した人々であり、死にいたるまで続いたのである。

彼女は肉体的にはまさしく病身であり、その療養生活により多くの制約を余儀なくされたが、彼女の知性はいきいきと輝くばかりで衰えなかった。病める肉体は彼女の執念ともいうべき衛生問題、看護問題など、山積する課題に取り組む精神力をいささかも阻むことはできなかったのである。

彼女は何事にもよく精通し、機智に富み、また当時の名だたる人物をよく熟知していて、うまく活用する術を知っていた。しかし、それは自らの名声のためではなく、現実そのものの改善のためであり、また軍の兵隊たちのむなしく消えていった生命への祈りであり、一般住民の健康擁護であり、そして彼女のもって生まれた激しい正義感にほかならないと思われるのである。彼女にはそれ以外に自分の生きる目的はなかったようにさえ見えたのであった。

長く側近として仕えた医師サザーランドも、時の政府高官の一人、シドニー・ハーバードも、その他名だたる親友がその死の床にあって、最後に彼女の名前を呼び、とくに彼女のために神の加護を祈ったという。

こうした友情をもち得たことは、ナイチンゲール女史に対する真の評価の表われであり、またそのような友情をもつことのできたまれに見る当時の英国紳士たちであったのであろう。

当時の時代的背景と医師コープの描いたナイチンゲール像を注意して見ると、いくつかの著者の視点に科学者としての傾斜が見られる。

一九世紀後半といえばルドルフ・ウィルヒョウ（一八二一〜一九〇二）が細胞病理説を唱え、近代医学の基礎が確立し、さらに細菌学、免疫学、予防医学が次々と独立していった時である。ルイ・パスツール（一八二二〜一八九五）、ローベルト・コッホ（一八四三〜一九一〇）等が名をつらね、また外科の発達にはジョセフ・リスター（一八二七〜一九一二）の消毒の開発が大きく貢献した。

一方、十八世紀末から十九世紀後半にかけて、産業革命がおこり、いわゆる高度経済成長をめざして社会の様相は一変するという時代的背景があったのである。

そうした世相と科学万能主義になりかねない医学の方向性のなかで、ナイチンゲール女史がもっとも強調していたことは、自然の生態系の摂理のなかで人間の生命観を座標に据えることであった。すなわち、科学的手法へと傾斜する治療観に対し、それ以前の根源的な視点の重要性を説いているのである。

本文の「看護についてどの本を読んでもいつも感じることは、最近、常識（common sense）が医学的知識（medical sense）よりも一歩進んでいるということです」にもみられるように、未だ熟さない当時の科学的な見方よりも鋭い直観的な生命観の方を高く評価している。

ここでナイチンゲール女史のいわんとしていることは、単に細菌学的な観点からのみ論及されていることに対して、もっと根源的な、例えば天然痘などの発生を防止する方法、すなわち清潔や換気や日光など感染という現象を未然に防ぐ方法と、さらには本人自身の生命力に力点をおいているのであって、単なる伝染説否定ということではない。そのあたりに真のナイチンゲール女史の看護観、生命観が理解されていないという欠落が見られると思うのである。

ナイチンゲール女史が高い教養と知性に恵まれ、少女時代から家族とともに海外旅行をよくし、社交界にも出入りして文芸的な環境にも育ったという一面は本書には現れてはいない。ふくよかなやさしさや美しい友情の交流などはなく、もっぱら激しく闘うナイチンゲール女史の姿や、仕事に専念している姿のみが浮きぼりにされている。それらは本題にしぼられたナイチンゲール像という制約のためであろうか。

ただ、彼女の生まじめな姿のなかにも、余裕とユーモアが感じられるのは第4章「衛生委員会の医師たち」のところで、こっそりとシドニー・ハーバードにあてた覚え書きである。こうした茶目っ気たっぷりの一面があったことから親しみやすいナイチンゲールを見ることができるであろう。

医学的アプローチと看護的アプローチとを対比してみると、すでにナイチンゲール女史の時代から、時には対立的な立場をとらざるを得なかったことに深い共感を覚えるのである。

かくして、住民の健康を護るためには医学的立場も看護的立場もその医療実践の場において生産的、創造的闘争があり、それでこそ真の協力事業であり真のパートナーであって、そのおのおの守備範囲に責任をもっていればこそ相互の信頼が生まれ、より良い「その人」のための医療活動ができるものであろう。

ヴィクトリア王朝時代の英国においても、他の国々の女性同様、一人の人間としての成長よりも、女性としての因襲的な生き方が求められたことは例外ではない。

ナイチンゲール女史は一人の人間として目覚めた女性の一人であった。ある意味では彼女の孤独な生き方はそうした原点から始まる。

彼女は決して当時の女性の生き方を踏襲しようとはしなかった。彼女は自らを家族の断ちがたい愛情や、女性にとって大きな関門である結婚からも熟慮の末に解放した。それは決してたやすいことではなく、心やさしいナイチンゲールにとって堪えがたい痛手であり、苦しみであったであろう。それは目覚めたものの当然歩まなければならないきびしい孤独な道であった。

彼女はcalling（召命・神のお召し）にその真実な生き方を求めてコツコツと勉強した。それが唯一の生きがいであった。そして機の熟すまでに病院のあり方に関する斯道《しどう》の権威者になっていた。

さらにクリミア従軍という突然の出来事で、誰もが知らなかった、おそらく彼女自身予想もしない看護管理者としての卓越した能力を発揮し、彼女はその激務に堪えた。

クリミアの風土病にかかり、小康をえて帰国の途につき、やっと一人我が懐しいリーハーストの丘に立った時、彼女はホッと安堵の吐息とともに、過去二年間の悪夢の如きはげしい戦いと、そして地獄絵のような惨状のなかで次々と失われていった数知れない人間の生命を、はげしい感情でおもい返したにちがいない。「私は決してこのおもいをこのままにしておくわけにはゆかない」とその時心に誓ったのであろう。

彼女はすっかり疲れ、病の身となった。なによりも辛いことは、そのようなナイチンゲールを真に理解できる家族ではなかったことである。相変わらず、姉のパーセノープは、病的に彼女を悩ませつづけ、彼女は面会さえできないほどになった。

第14章「病身のナイチンゲール」には病んでいる彼女の姿が詳細に描かれている。ここでは、彼女が病身であるという特異な生活構造をもっていたことが、必要以上に無益な社交もなく、自分のもっとも都合のよい時に、好ましい人にだけ会い、仕事に専念できたと書かれている。反面、彼女は何時も一人であった。食事での安らぎのひとときも、親しい家族と楽しいまどいをもつことも断念し、いつも一人であった。彼女の心を占めていることは自分に課せられた山積する仕事であった。

このようなナイチンゲールを考えたときに、彼女の人間としての、私生活のない代償はいかに大きなものであったかと深い感慨に沈むのである。

彼女の書いている看護論が常に受け手で書かれているということは、あるいは彼女こそもっとも他者による看護を必要としていたのではなかったか、という気持ちにさえさせられてくる。このような状況のなかで彼女は決して、たゆまなかった。輝くばかりの calling に生き、迷いを切り捨ててその生涯を貫きとおした。こうした一人の偉大なる人間の生き方の前には、彼女の親友たちならずとも、誰しも心からの尊敬と賛美を捧げてやまないのではないだろうか。

［小池明子］

ナイチンゲール研究における新しい発見

『ナイチンゲールと医師たち』（一九五八）は英国の医師ザカリイ・コープがナイチンゲールを中心とする書簡の交換を主な資料として、彼女と医師たちとの交流を描いた書物である。

コープ卿は『ナイチンゲールと六人の弟子』の著者でもあり、『急性腹症の歴史』（A History of Acute Abdomen, 1965）や、『急性腹症の早期診断』（The Early Diagnosis of the Acute Abdomen, 1921）という医学史の臨床医学の分野で著名な書物を著した外科医である。医師が看護の分野に取り組んだ点は注目される。

書簡や往復信書からある人物の姿を浮きぼりにするという試みはすぐれた方法であるが、読者はそこにある制約があることに気付かれるであろう。というのは、目的とする人物の著作や伝記が十分にひもとかれ、その人物が活動した時代背景がしっかりと了解されていないと、文通という直接資料だけでは私たち読者は事情がわからなかったり誤解したりすることがあるからである。この書物の場合も同様であって、本国では浩瀚《こうかん》な伝記が出版されているが、我が国のような包括的な著作集は編まれてもおらず、大英博物館での直接の閲覧の他は見ることが不可能な状態にある。したがって英国でもナイチンゲール研究は一般的には未だ十分な態勢がととのっていないともいえるのである。本国では著作の再研究がこれからの課題であり、我が国では著作の研究とともに伝記や時代背景の探究がこれからの仕事であると考えられる。

この書物ではナイチンゲールの活動のなかでも医師とのかかわりに焦点があてられているのは、医療にたずさわる者にとってははなはだ興味深いことである。現代医学に大きな足跡をのこしたベンス・ジョーンズが彼女の親友であった事実に、医学を学ぶものは大きな驚きとともに親しみを覚えるであろうし、ウィリアム・ファーやジェームズ・ページェットが彼女と一緒に仕事をしたことは、医学統計学や臨床医学にたずさわる者にとっては嬉しい発見であろう。

当時の一流の医学者、医師たちとの交流を見ると、ナイチンゲールに対する敬愛の念が底に流れており、彼女の真摯な人格と高い見識とが裏づけられるように思われる。しかし看護を学ぶ人々に対する彼女の情愛のこもった呼びかけや励ましの言葉は当然この書物では聞くことはむずかしい。それを聴くには私たちは『看護婦と見習生への書簡《アドレス》』を開かなくてはならない。看護における自分の後継者の一人と期待していたアグネス・ジョーンズが亡くなった数年後から、この書簡が逐次執筆されているのは偶然ではないと思われる。

次にこの書物を訳出する際に気づいた事柄を二、三述べることを許していただきたい。

（1）病原体説の確立は一八七八年前後にJ・リスター（イギリス）、R・コッホ（ドイツ）、L・パスツール（フランス）により、ほとんど同時に行われた。ナイチンゲールが六十歳の時のことである。彼女の『看護覚え書き』の出版がその二十年前であることに気づけば、著者のいう「奇妙な記述」の背景が明らかになるであろう。よくナイチンゲールが感染説すなわち病原体説に反対したことをもって、彼女への評価を減ずる論者を見かけるが、それはやや見当違いというべきである。彼女が終始提唱した〝リネンの交換と石鹸の使用、新鮮な空気と部屋の清潔〟の原則はその説をとろうととるまいと正しい手順ではないだろうか。むしろ当時の新奇な説にふりまわされず、自分自身の健康観、疾病観を、経験した事実の鋭い観察によって確立してきた態度に学ぶべきではないだろうか。しかしナイチンゲールが医学の進歩を度外視していたことは全くないのであって、読者はクエインの内科辞典に書かれた「病人の看護」（一八八二）にはリスターの業績を反映した消毒法、滅菌法がこまごまと記されていることを思い出されることであろう。

感染症の克服は近代医学の金字塔であるが、その少し前にナイチンゲールの看護学が樹立されている事実は暗示的である。これ以降医学は細分化、専門化、微細構造の探究への道を一気に駆け昇るのである。それに対して、看護は日常の起居寒暖へ、家庭や共同社会のケアへと関心を強め、むしろ総合化の道を急がず歩むのである。七十四歳でかかれた「町と村での健康教育」を一つの到達点としてあげておきたい。
（2）最終章はナイチンゲールの病身について述べられているが、当時の習慣では、創造的な仕事をする人々が一切の官職をはなれて、あたかも隠遁者のような状態に身を置いて仕事に没頭することが多かった。同時代のチャールズ・ダーウィンやJ・スチュアート・ミルもこの例である。彼女の場合は、この習慣に従いつつ、自分の健康観から自分の生活を律してきたのである。ここから半世紀にわたる日常生活のスタイルが出てきたと考えられる。
（3）ナイチンゲールは当時の医学知識や民間療法について通暁しており、それは私たちが今日、現代西洋医学として見るものとはかなり異なったものであった。それを彼女は「医学の真髄」(botom of medicine) と呼んでいた。これと深い関係があると考えられるのは、彼女の自然観である。ナイチンゲールは自然を共感的自然として受け取っていたようである。自分の身体もその一部である以上、その法則を見出したならば、それに従っている。「水治療法」の章はその意味で興味深い。自然の治癒力はいうまでもなく自分の身体内に生起している。マルヴァーン地方の微風や野原の自然の動きに、乗馬、散歩や水浴という身体の活動が触れ合うところに、治癒力がさらに喚起されると考えられているようである。

（4）ヴィクトリア女王を頂いていても、世はいわゆる男性社会であったことを想い出していただきたい。看護学校創立を親友の医師から示唆されてはじめてナイチンゲールが着想したように受け取れる箇所があるが、これは事実とは考えにくい。むしろ彼女はそのような忠告を待っていた節があるのである。

このようななしとやかさや慎重さが見られる一方、行政官としての彼女の辣腕と妥協のなさには驚くべきものがある。これは彼女がいかに現実に働くことの大切さを知っていたかを物語るものではないだろうか。眼を転じてみれば、私たちの周囲にも制度があっても機能していないことが見られるであろう。このような状態を彼女は未然に防ぐために手腕をふるったのである。とくにこの点については「女性による陸軍病院の看護」（一八五八）を参考にされたい。新しい看護という制度がそれをになう者の無限の奉仕を要求するだけであれば、早晩その存立は危くなるであろう。行政家として、ナイチンゲールは看護の形式と内容とを充実するために、制度を調整することに全力をそそいだパイオニアだったのである。

［田村 真］

主要人物およびナイチンゲール著作略年表

フローレンス・ナイチンゲール	(1820–1910)
シドニー・ハーバート	(1810–1861)
ジョン・ホール	(1795–1866)
ジェームズ・クラーク	(1788–1870)
アンドリュー・スミス	(1797–1872)
ヘンリー・ベンス・ジョーンズ	(1814–1873)
ジョーン・マックネイル	(1795–1883)
ウィリアム・ファー	(1807–1883)
ジョン・サザーランド	(1808–1891)
ウィリアム・エイトキン	(1825–1892)
ウィリアム・ボーマン	(1816–1892)
トーマス・クロウフォード	(1824–1895)
ジェームズ・ページェット	(1814–1899)
ヘンリー・アクランド	(1815–1900)
ジョン・クロフト	(1833–1905)

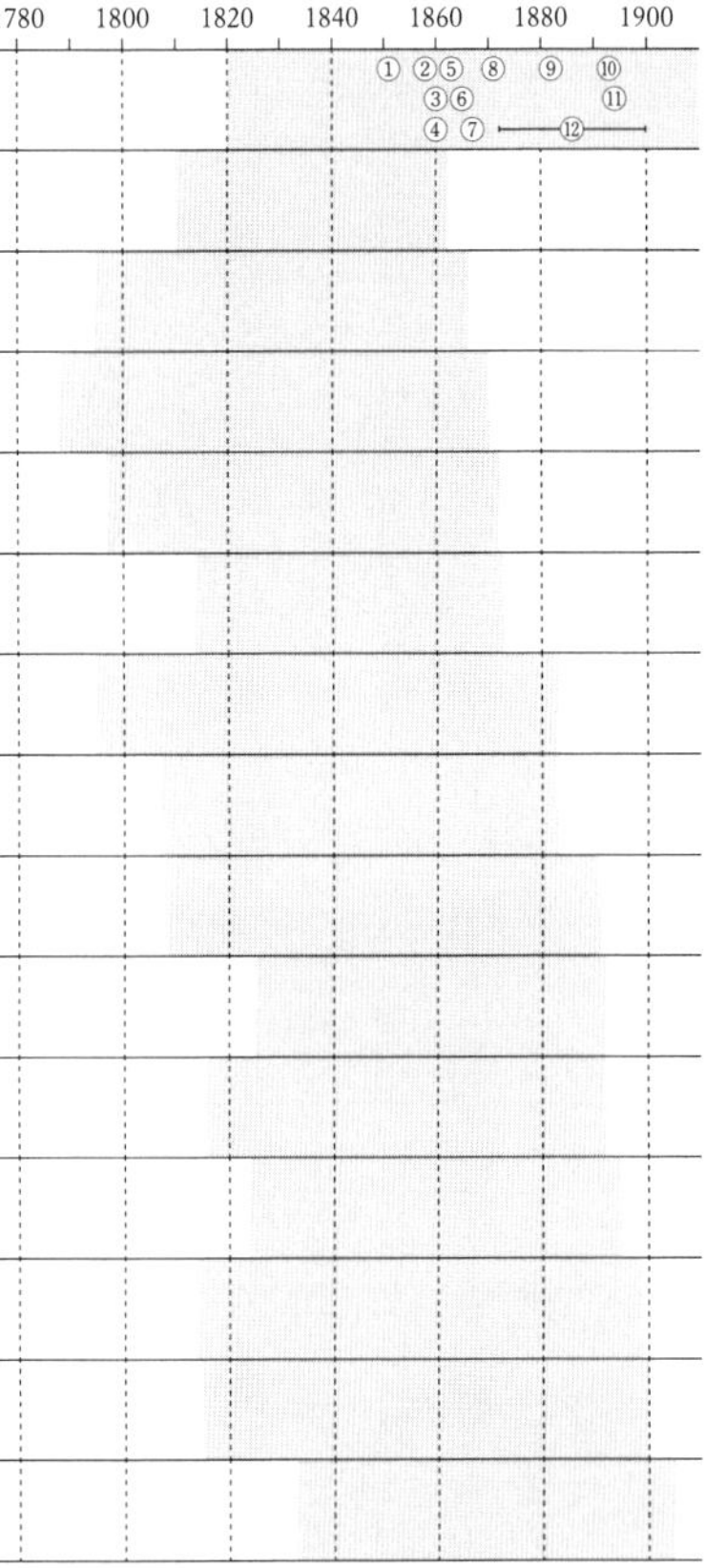
1780 1800 1820 1840 1860 1880 1900
① ②⑤ ⑧ ⑨ ⑩
③⑥ ⑪
④ ⑦ ⑫

＊表中①〜⑫はナイチンゲールの著作発表時期を示す。著作名等は以下の通り。

①「カイゼルスウェルト学園によせて」1851 年
②「女性による陸軍病院の看護」1858 年
③「看護覚え書き」1860 年
④「思索への示唆」1860 年
⑤「病院覚え書き」1863 年
⑥「インドの病院における看護」1865 年
⑦「救貧院病院における看護」1867 年
⑧「アグネス・ジョーンズをしのんで」1871 年
⑨「看護婦の訓練と病人の看護」1882 年
⑩「病人の看護と健康を守る看護」1893 年
⑪「町や村での健康教育——農村の衛生」1894 年
⑫「看護婦と見習生への書簡」1872–1900 年（書簡の執筆年）

マ

ラ

ワ

ナ

ハ

サ

タ

索引

ア

カ

訳者紹介

小池明子《こいけ はるこ》

一九四一年 聖路加女子専門学校卒業。四二年 鹿児島県立第一高等女学校教諭。四五年 山形県国民健康保険組合連合会保健技手。四九年 東京都立第一高等看護学院教務主任。五四年 国立公衆衛生院看護学部看護技術室長。五五～五六年 ＷＨＯフェローとして米国ボストン大学留学，米国ハワイ看護教育視察。六四年 北海道立衛生学院講師。七三年 東北大学医療技術短期大学部看護学科教授。八三～八六年 札幌医科大学衛生短期大学部看護学科教授。九〇年 岩手看護短期大学名誉教授。
主な著書『看護学生』（共著、医学書院）、『職業的適応』（共著、医学書院）、『看護学総論Ⅰ』（メヂカルフレンド社）、『看護教育五〇年』（自費出版）
主な研究「小児の成長発達に関する縦断的研究」（共同研究）

田村 真《たむら まこと》

一九六五年 東京大学医学部卒業。七〇年 東京大学医学部助手。七七年 東北大学医療技術短期大学部助教授。七九年 東北大学医学部附属病院輸血部副部長を経て同大学医学部講師・助教授を歴任。血清学、免疫学、輸血学専攻。九九年 日本輸血学会会長。アメリカ血液銀行協会（ＡＡＢＢ）会員。日本医史学会会員。医学博士。
訳書『ナイチンゲール著作集（全三巻）』（共訳、現代社〔第一四回 日本翻訳文化賞受賞〕）、『ガンマグロブリン』（共訳、医歯薬出版）、『ケアの本質』（共訳、ゆみる出版）

ナイチンゲールと医師たち　新装復刻版

一九七九年八月一五日　第一版第一刷発行〈検印省略〉
一九八七年八月二五日　第一版第四刷発行
二〇二〇年五月一〇日　新装復刻版第一版第一刷発行

著者　ザカリイ・コープ
訳者　小池明子《こいけはるこ》　田村　真《たむらまこと》
発行　株式会社　日本看護協会出版会
〒一五〇-〇〇〇一　東京都渋谷区神宮前五-八-二　日本看護協会ビル四階
〈注文・問合せ／書店窓口〉TEL〇四三六-二三-三二七一　FAX〇四三六-二三-三二七二
〈編集〉TEL〇三-五三一九-七一七一
https://www.jnapc.co.jp
装幀　齋藤久美子
印刷　株式会社フクイン
©2020 Printed in Japan ISBN978-4-8180-2261-4

◉本書に掲載された著作物の複写・複製・転載・翻訳・データベースへの取り込み、および送信（送信可能化権を含む）・上映・譲渡に関する許諾権は、株式会社日本看護協会出版会が保有しています。

JCOPY〈出版者著作権管理機構 委託出版物〉
本書の無断複製は著作権法上での例外を除き禁じられています。複製される場合は、その都度事前に一般社団法人出版者著作権管理機構（TEL〇三-五二四四-五〇八八／FAX〇三-五二四四-五〇八九／e-mail : info@jcopy.or.jp）の許諾を得てください。